施焕中谈呼吸病

SHIHUANZHONG TAN HUXIBING

施焕中 著

河南科学技术出版社
·郑州·

内容提要

本书分新型冠状病毒肺炎、胸膜疾病、其他呼吸疾病、医学人文及其他四部分,从科普角度讲解呼吸科疾病及其他相关疾病诊断、治疗、预防中人们普遍关注和疑惑的问题,内容丰富,语言生动,适合大众阅读。

图书在版编目（CIP）数据

施焕中谈呼吸病/施焕中著. —郑州：河南科学技术出版社，2021.5
ISBN 978-7-5725-0378-8

Ⅰ.①施… Ⅱ.①施… Ⅲ.①呼吸系统疾病 Ⅳ.①R56

中国版本图书馆 CIP 数据核字（2021）第 060587 号

出版发行：河南科学技术出版社
　　　　　北京名医世纪文化传媒有限公司
出版发行：河南科学技术出版社
　　　　　北京名医世纪文化传媒有限公司
　　　　　地址：北京市丰台区万丰路 316 号万开基地 B 座 1-115　　邮编：100161
　　　　　电话：010-63863186　010-63863168
策划编辑：曲秋莲
文字编辑：张　远
责任审读：周晓洲
责任校对：龚利霞
封面设计：吴朝洪
版式设计：崔刚工作室
责任印制：苟小红
印　　刷：河南省环发印务有限公司
经　　销：全国新华书店、医学书店、网店
开　　本：720 mm×1020 mm　1/16　　　**印张：**14.25　　　**字数：**160 千字
版　　次：2021 年 5 月第 1 版　　　　2021 年 5 月第 1 次印刷
定　　价：51.00 元

如发现印、装质量问题，影响阅读，请与出版社联系并调换

如何看待医学科普

几乎每一次出门诊，我都会碰到一些令人啼笑皆非的科普问题，这些科普问题以哮喘患者为主，以下两个事例是众多缺乏科普知识导致的错误行为中最常见的情况。

例1，一名3个月前曾经就诊的年轻哮喘患者来复诊，说哮喘症状未见好转。我心想没有道理啊，诊断明确而没有并发症的哮喘患者按照GINA指南进行管理，绝大多数人都能得到良好的控制。一问，得知患者回去之后不久即停用舒利迭，停药后症状立马发作。我问为什么停药？回答说："我们那里的医师说，这是激素，不停药的话会有严重的不良反应。"我不得不花很长的时间告诉他很多关于哮喘的科普知识，最后强调说："任何药物都可能有不良反应，用药是无奈的选择。舒利迭对你来说是最基本的一线用药，吸入量很小，与口服泼尼松根本没法比。最重要的是，哮喘发作本身所造成的害处远远大于吸入激素的不良反应。"

由此可见，不仅患者需要科普，医师也需要得到更多正确的科普知识。我有时候被逼无奈，就只好非常粗鲁地对患者说："关于控制哮喘的治疗用药和方案，如果你们当地医师的意见和我的意见不一致,就以我的意见为准。听明白了吗?"

例2,经常有哮喘患者问我,能吃鸡肉、猪肉、牛肉、羊肉吗?我知道,这些患者来朝阳医院就诊之前已经叩见过某些所谓的"江湖郎中"。我告诉患者,哮喘通常为过敏性,发病与接触过敏原有关。如果明确得知哮喘发作与进食某种食物如鸡蛋、虾、鱼或其他某种食物有关,则应避免再吃这样的食物。只要不属于此种情况,任何时候都可以大快朵颐吃一切自己喜欢的合格肉类产品,无须考虑禁忌问题。

患者如果有疑问,应该在就诊过程中征询正规医院专科医师的意见,不可轻信一些江湖游医似是而非的言论。一些地方电视台为了经济利益,邀请一些江湖演员上节目胡说八道,坑蒙拐骗卖假药。这些骗子或演员的口才特别好,演技一流,对于观众尤其是老年人具有强劲的煽动性,破坏力极大。更可怕的是,如今网络资讯十分发达,自媒体的门槛很低,任何人开个账号就可以上下五千年、纵横三千里,说得对不对或有什么后果则很少有人关心。如何正确对待漫天飞舞的科普文章?没有十全十美的防范策略,但多留个心眼,多想想生活中的常识,能尽可能减少上当受骗的机会。

第一,正常人在日常生活中谨记科学饮食、合理运动、劳逸结合、每年健康体检一次,这就是最好的生活方式。不需要吃"补品"、不需要洗肠排毒、不需要"提高免疫力"。没有任何一种药物可以提高正常人的免疫力,但凡说有的,都是骗人的。最重要的是,正常人的免疫力本就正常,根本就不需要提高啊!有一种情况需要搞清楚,特定的成年人群体可以考虑在医师的指导下接种一种或多种疫苗。这是一个很专业的问题,必须强调医师的指导作用。

第二，大多数养生帖是不靠谱的，老年人尤其要注意，没有人可以不面对疾病和死亡。很多情况下，仅仅看养生帖的题目就该远离之，诸如"125岁老西医说，这样吃猪大肠可以不生病""一疗程根治糖尿病，终身不复发""想不生病，少吃三白，多吃三黑"等，不要听不要看，即使不是有意害人，也必定是一派胡言。

第三，可以选择阅读具有良好声誉的科普作家的文章，不但能增加你对某一疾病状态的认识，还能帮助你树立科学的态度和正确的观念。好的科普文章首先不会信口开河，陈述的观点都是主流科学认可的观点，是经过科学研究得到的结论，未必全对，但不会为了图财而刻意误导。好的科普文章提出的做法或注意事项，都是有科学依据的，经得起推敲。

第四，看到一篇不是来自优秀科普作家的文章，最好看看作者是否来自正规大型医院的专科，如果是，能放心阅读的可能性大增。这部分专家通常能百度到他们的背景资料，他们通常会结合自己的临床实践推广和普及直接相关的医学知识。他们通常只关注某一个点，不会波及面，所以适合罹患某一疾病的人群阅读。不把某种疗法吹得天花乱坠，是这些严肃专家的特点。

第五，对于某些网站的"小编"编写的科普文章，不可全信，以不信为上策。如果是他们转发严肃专家的文章，那就没有问题。有些小编没有医学教育背景，加工出来的帖子经常错误百出，甚至与原文的观点背道而驰，为了吸人眼球而恶意哗众取宠。

第六，这是一个我最不愿意公开说出来的事实。如上所述，众多大型医院的专科医师写的科普文章是靠谱的，但是，也有极少数医师写出来的东西信不得。我只能说，极少数医师连用于晋升职称的"学术论文"都是从论文贩子手上花大钱买来的水货,有什么理由阅读和相信他们写的科普文章?

如何从多如牛毛的科普文章中甄别出有用的信息,重中之重的一个良策,就是你本人依靠常识做出一个初步的判断。譬如说,如果有人说他有一种方子或新药,吃了就不会死,那就别信!

施焕中

目　录

一、新型冠状病毒肺炎

二、胸膜疾病

三、其他呼吸疾病

四、医师人文及其他

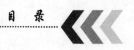

一、新型冠状病毒肺炎

1. 来自疫区最前线的呼吸病专家的专业意见

首先必须强调,国家卫健委印发的《新型冠状病毒感染的肺炎诊疗方案(第三版)》是防控和诊疗新冠肺炎最基本的框架文件,但随着临床管理新冠肺炎经验的积累,总会更新现行的诊疗方案。目前各路英豪在网上发表的关于新冠肺炎的经验越来越多,其中很多是非常严谨的文章,但也有一些胡编乱造的帖子看起来貌似有道理,实则经不起推敲,如果按照这些以讹传讹的方法行事,那是有害无益的。

以下4则短文是来自战斗在疫区最前线的呼吸病学专家发在微信里的工作日记。这些专家都是我熟知的朋友,他们工作流程规范、学风严谨,发自肺腑的文字最能反映出当前新冠肺炎防控和诊治工作中最核心的问题。

北京朝阳医院副院长、朝阳医院呼吸科(后文简称朝阳呼吸)童朝晖教授目前坐镇武汉市医疗救治中心(亦即金银潭医院)指导重症患者的救治,我们科室的李绪言大夫今天上午加入了救治团队,重点负责ECMO的管理工作。童教授在今天的微信中写道:

症状轻微,但具有传播性,是新型冠状病毒与2003年SARS最大的区别，也是疫情防控的难点。SARS 感染后出现发热、肺炎等症状后才具有较强的传染性，而这次新型冠状病毒有 12 天左右的潜伏期，甚至更长。发病不是急性，不一定出现高热，呼吸道症状不明显，有的患者就是有点乏力、头痛，伴有消化道症状。这些患者隐藏在人群中不易发现，也不会去检测就医，连大夫也不易辨别。这是个很难解决的问题。

轻症、隐性感染者是此次疫情防控的重点。只能通过不断宣传教育，让他们意识到自己的危险性，保护自己、保护家人，也是对社会负责。对于轻症患者，目前最好的办法，就是让他们自行严格在家隔离。

我的老同事、武汉协和医院呼吸与危重症医学辛建保教授昨天在微信中写道：

不停不断打脸！对于病毒的世界，千万不要以为你知道了多少！当你认为常规治疗有效时，当你还在为这个疾病找到不错的治疗方案沾沾自喜时，重症不断地发生！当你在说这个病比较温和时，灾难就在温和中暴发！当你以发热＞38℃为筛查对象时，它仅仅只有 37℃多一点，甚至不发热！你说它是呼吸道传染病，它给你一个消化道的腹泻，给你一个角膜炎！它带着嘲讽的面孔看着你们！你快速做出试剂又怎么样，咽拭子来个阴性，下呼吸道的标本不给你！病毒的世界，千万不要自以为是，千万不要以为我们知道了多少！但有一点是必须知道的，为了大家的健康，宅家，宅家，宅家！

我的老同事、武汉协和医院呼吸与危重症医学张建初教授今天在微信中写道：

这次新型冠状病毒肺炎和我们平时了解的肺炎还是有很大不同的。有些患者虽然发热只有一天，但检查肺 CT 却是两肺多发病灶。这时就应多问下发热前有没有咳嗽、咽痛、乏力、肌肉酸痛或腹泻食欲缺乏。有的患者初期发热,检查白细胞、淋巴细胞均正常,吃了感冒药后体温正常 2～3天,然后可能再次发热,甚至出现胸闷或呼吸困难。这时复查血常 规往往出现白细胞下降或淋巴细胞下降、肺CT出现新发病灶或原有双 肺病灶扩大。另外观察到有的患者起病以来一直无发热症状,但病程中 逐步出现胸闷、呼吸困难,至病程第19天取材nCoV核酸仍呈阳性反应。 所以,在确定是否解除隔离时,不能以体温正常多少天来定,而应以nCoV 核酸2次转阴性来确定。

我的好朋友、刘莉敏主任身兼武汉科技大学附属天佑医院呼吸科主 任和医务部主任两个重要职务,她昨天在微信中发的文字则真实地反映 了武汉医师在工作中遇到的巨大困难:

今天医院正式成为了第三批定点医院,心里没有了焦躁,格外坦然。 其实我们一直在战斗。面对着每天24小时不间断的求助电话,内心不停 受煎熬:一方面是患者的不解与恐慌、暴躁;另一方面是和我一起奋战在 前线的兄弟姐妹们所面临的超负荷工作,以及防护物资的短缺。

从12月31日以来,作为一个呼吸科主任和医务部主任,我经历了不 眠不休连续工作整整26天之后,终于在大年三十夜睡了6个小时。这其 中的滋味无法描述,很庆幸自己没有倒下。感谢所有关爱我的朋友、亲 人、领导、同事。风雨同舟、共度难关!

(2020年1月26日)

2. 染上新冠肺炎后死亡风险更高的人群

截至今天18时,全国确诊感染新型冠状病毒的新冠肺炎患者共计 2835例,其中死亡81例,也就是说,病死率为2.9%。大年初三开口谈论死的事,基本上算是突破了中国人心理的防线。只是,在今年这个特殊的春节,生死并不会成为必须回避的话题。

我简单分析了最早死亡的43例来自武汉的患者最基本的资料,其中1例缺失性别和年龄及其他的情况。除了最近数日的少数患者检测到新型冠状病毒,其余均为临床诊断。我从这42例患者的简单资料可以得到几个初步的印象。

第一,年龄是影响新冠肺炎患者生存的重要因素。42例死亡患者中6例(14.3%)<60岁,只有2例<50岁,最小1例为36岁。另外一端,有14例(33.3%)>80岁。从这些基本的数据可以推出如下两条初步结论:第1条,50岁以下的人群罹患新冠肺炎构成比相对于50岁以上者较低(4.8%),而后者则较高(95.2%),年龄越大,死亡风险越高;第2条,年轻人尤其是不超过30岁者,即使罹患新冠肺炎也鲜见死亡病例。

第二,42例新冠肺炎死亡患者中男29例(69.0%),女13例(31.0%)。可以这么粗略地认为,男性患者死亡风险约是女性患者的2倍。当然,确切的死亡风险比必须有赖于规范的统计学分析,所以这里需要强调的是粗略的看法。

第三,并发症越多死亡率越高。6例60岁以下的死亡患者中,除了1例48岁的女性提供糖尿病病史之外,其他5例见不到相关的信息。在老年死亡患者组中,大部分患者患有高血压病、糖尿病、心脑血管疾病等一种或多种基础疾病。

这几天,全国各地的电话频繁打进了我的手机,所提出的问题几乎出自一个公式,那就是有人出现了发热、咳嗽、咽痛等症状,问"要不要紧"。我听出电话那头的恐惧,因为向我咨询的人都没有流行病学史,我就比较放心地回答:"可能是感冒或流感,因为症状不重,医院尤其是发热门诊人满为患,最好的办法是居家隔离观察治疗,暂且按流感处理。"

关于是否有感染新冠肺炎的可能,网上已经有了成千上万篇相关的文章,大家可以选读。最重要的一篇是,国家卫健委更新了《新型冠状病毒感染的肺炎诊疗方案》试行第四版,强烈推荐所有的医务人员和社会各界人士下载阅读。该方案简明扼要地介绍了最基本、最靠谱的处置程序和药物。

关于"要不要紧",其实没有点破的潜台词就是"会不会死"。可以从上面的粗略数据得到比较放心的答案。既然你能打电话给我,说明你还年富力强,现实生活中我电话通讯录中很少有老年人。如果是年轻人尤其是 30 岁以下的人,那就尽可放心,即使感染上了新型冠状病毒也基本上不会死;如果是中老年人合并其他疾病,在治疗新冠肺炎的过程中一定要注重并发症的基础治疗,那样有助于降低死亡风险。

撇开死亡风险不提,新冠肺炎的疫情目前还没有得到遏制,全国各地的发病人数和死亡人数还在增加。正因为如此,朝阳呼吸第三批共有 3 位年轻的大夫王峰博士、冯晓凯博士和姜纯国博士响应北京市卫健委的号召,已于今天傍晚时分飞赴湖北,从明天开始将以职业精神和专业技术投入武汉保卫战。我们在岗位上等待着他们早日平安归来。

(2020 年 1 月 27 日)

3. 冲锋在最前线的呼吸科医师很少感染新型冠状病毒的原因

我还是年轻医师的那些年,全国各地综合医院都设置一个叫作"传染科"的临床科室。当年的"传染科"这个名称约等于"乙肝科",因为入住传染科的患者以乙肝患者为主力军。在我的印象中,传染科罹患乙肝或携带乙肝病毒的医师远少于其他科室的医师。为什么?因为他们知道工作环境凶险,更知道如何有效预防乙肝。

我和全国结核病专科医院的同行接触非常多,却很少听说他们之中有人罹患结核病。实际上,肺结核也是呼吸科的常见病种,但呼吸科医师和护士同样鲜见染上活动性结核病。为什么?因为他们上班都戴外科口罩。

目前正在暴发流行的新型冠状病毒性肺炎(新冠肺炎)给人们带来了恐惧,并影响到全国人民工作和生活的所有方面。大家都知道了,2019-nCoV 的传染性很强,但新冠肺炎的病死率并没有想象中的那样可怕。截至 2 月 10 日 24 时,全国现有确诊病例 37 626 例,累计死亡病例 1016 例,说明病死率约为 2.7%。不幸死于新冠肺炎的患者尤以年老或合并基础疾病者为多,这些基础疾病包括糖尿病、高血压、心脑血管疾病等。

毫无疑问,全体人民都必须从社会层面和个体层面重视新冠肺炎的防控,但这个重大的意义不是今天文章的论点,现在特别想说的是,民众一方面需要重视新冠肺炎的疫情,另一方面也要注意防控中的科学思想和方法。

几天前,武汉大学中南医院发表的涉及 138 例新冠肺炎患者的队列研究中,有 40 例(29%)为医务人员(*JAMA*. doi:10.1001/jama. 2020. 1585)。据我所知,武汉大部分医院都出现了医务人员被感染的疫情。大家可能不知道,呼吸科医师和护士罹患新冠肺炎的人数应该大大低于其他专科的同行。武汉协和医院呼吸与危重症医学科全体医护人员之中,只有一位年轻的女医师因为肺部 CT 出现毛玻璃影而被临床诊断为新冠肺炎(2019-nCoV 核酸检测始终阴性)。直到昨天,武汉同济医院呼吸与

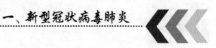

危重症医学科才出现一位医务人员被诊断为新冠肺炎。武汉疫区其他医院呼吸科的情况我没有核实，大体应该与此相类似。

特别强调，本文提到呼吸科医师护士感染率低，绝对没有暗示或明示呼吸科医师护士百毒不侵的意思。当初，新冠肺炎刚刚冒头的时候谁都不知道是怎么回事，谁都没有特别的防护设备。那么，到底是什么原因造成这种现象呢？答案非常简单，呼吸科医师和护士在日常工作中非常注重基本的防护措施，具体来说，一是戴口罩，二是勤洗手。

呼吸科医师为什么注重戴口罩？这当然与我们的专业特色有关。我们在门诊和病房工作中需要频繁面对肺结核、甲流/乙流，以及各种病原体引起的呼吸道感染患者，所以没有理由不注重保护自己。今天下午谈论到这个问题时，一位心内科专家和一位血液科专家告诉我，他们平时出门诊从来不戴口罩，而自从1991年成为呼吸专科医师以来，我从来没有见过一个出门诊敢不戴口罩的呼吸科医师。

对于几乎所有呼吸道病毒，戴外科口罩基本上就能达到防护的目的。但是，在特殊的医疗环境中必须采用更安全的防护措施，譬如收治新冠肺炎患者的专科病房或ICU，尤其是重症患者气管插管或气管切开时，直接源自下呼吸道的病毒量特别巨大，近距离无防护操作无人能幸免。好在这种环境是一般人没有机会接触的。

对于口罩，我在前几天的公众号文章中有详尽的说明，有兴趣的朋友可以翻阅一下。现在只想强调，新冠肺炎疫情无论如何重视都是对的，但大可不必过度恐慌。民众如果必须去到人员集中的场所如车站、密闭的狭小空间如高铁、特定场所如医院等，戴上外科口罩就能起到防护效果，无须N95。如果此时仍有人被感染，应该想到其他的环节，包括戴口罩的方法不正确（如不覆盖鼻子）、长时间不更换口罩、不勤洗手等。

最后强调,2019-nCoV 于 2020 年 1 月 24 日才由我国科学家首次报道,目前还没有制备出疫苗,迄今尚无任何一种药物经过规范的临床试验证实为有效。也就是说,任何声称能预防和治疗新冠肺炎的药物都是还没有足够证据的。值得一提的是,如果医师认为某些药物可能有效率,可以试用,当然,也应该鼓励患者参与临床试验,那样有助于尽早找到真正有价值的治疗药物。这方面的成功例子是能治疗流感的达菲。

所幸,新冠肺炎是具有自限性的病毒性疾病,多数患者不经任何治疗可以自愈。少数危重症患者需要入住 ICU 接受生命支持包括机械通气和 ECMO 等,这些新技术本身不能治疗新冠肺炎,但可以帮助患者渡过最危险的难关以等待病毒性肺炎的消退。

（2020 年 2 月 11 日）

4. 全球大流行

如果将中国抗击新冠肺炎的战斗从 2020 年 1 月 23 日 10 时武汉封城起分为两个阶段,不管称之为局部阶段和全国阶段或者上半场和下半场,中国下半场的抗疫无疑取得了辉煌的胜利,确实值得世界各国在面对重大传染病时抄书借鉴。

现在,我关注疫情的目光从国内转移到了国外,尤其是美国,因为我的儿女都在美国求学。世界卫生组织已将新冠肺炎列为全球大流行（global pandemic）,足见目前防疫形式十分严峻。

各个国家都动员轻症新冠肺炎患者居家隔离治疗,医院只接诊重症和危重症患者,这是十分正确的措施。全世界还没有任何一个国家拥有能治疗新冠肺炎的特效药物,一种也没有,绝对没有。轻症患者住院除了

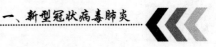

挤兑医疗资源、剥夺重症患者的救治机会之外，对于自己也是弊大于利。既然没有特效药物，轻症患者即使住在医院里也不会得到任何有意义的治疗，唯一的好处是病情突然加重之时可以更快捷转入 ICU。重症患者接受的治疗只限于得到对症处理、保护重要脏器功能、预防更严重的并发症、处置并发症等被动的措施，以此帮助患者苦度难关。如果患者得以恢复健康，最根本的原因不外乎两个方面：一是病毒性疾病的自限性；二是机体抵抗力的增强。

如果小留学生们为了躲避疫情而选择回国，我觉得这个想法值得商榷。这个时候航路的感染风险比以往大得多。很多国家尤其是意大利、韩国、伊朗、西班牙及美国等已经成为事实上的疫区，来自疫区的人群已经被感染的风险自然不小。机舱本来就是一个密闭的小空间，如果乘客中有 1～10 名确诊患者（大多数人非常有可能隐瞒病史），乘务员和其他乘客中招的可能性不小。中美目前没有直飞航班，数段转机的疲劳使得人体抵抗力有所下降，所以我觉得能不回来就不回来，不回来是最安全的。

看到很多有孩子在美国留学的家长人心惶惶，我认为真没有这个必要。我用下面这个例子来疏导这些家长的紧张情绪可能不合适，但毕竟是事实。我兼任武汉肺科医院的特聘教授，所以有机会和那里的专家一同研究病例数据，目前论文正在投稿等待发表。武汉 3 家医院某一段时间因为新冠肺炎不幸去世的 109 名患者中，只有 3 名年龄＜50 岁，无 1 人是＜30 岁的年轻人。迄今为止，至少我没有听说武汉各大高校之中出现了学生因为感染新冠病毒而死亡的病例。年轻人朝气蓬勃，有旺盛的生命力和强大的抵抗能力，从医学的角度来说，家长是可以放心的。

本文是因为从家长圈中看到严重而广泛的焦虑情绪有感而写的。

（2020 年 3 月 14 日）

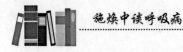

5. 接受央视"疫情无国界"采访

下午接受了央视关于"疫情无国界"的采访,以下是栏目组编导老师设置的问题及我口头回答的文字整理稿。

问题1:什么是"大流行",对它的定义是什么?之前有过案例吗?之前宣布的"大流行"是否对疫情的控制有所帮助?

答:大流行(pandemic)目前没有一个明确的定义,2010年世卫组织网站给出的简单定义是:一种新疾病在全球范围内传播。一般来说,大流行是指某疾病的发病蔓延迅速,涉及地域广,人口多,在短时间内可以越过国界甚至洲界,形成世界性流行。

1918年起暴发流行的全球性甲型H1N1流感就属于典型的"大流行",那一次疫情造成全世界5亿人受感染,导致5000万～1亿人死亡。2009年美国和墨西哥暴发流行的甲型H1N1流感,是世卫组织最近一次定性为"大流行"的案例。

问题2:世界卫生组织总干事谭德塞11日在日内瓦宣布,新冠肺炎疫情"从特征上可称为大流行",为什么说新冠肺炎具有"大流行"特征?

答:截至3月14日,全球142个国家和地区总共有156 396人被确诊为新冠肺炎患者,完全具备了"大流行"的一切特征,所以,世界卫生组织总干事谭德塞11日在日内瓦宣布,目前的新冠肺炎疫情在特征上可称为"大流行"。

问题3:为什么谭德塞没有明确说明新冠肺炎是"大流行"?是否有特殊的考量?是怕造成恐慌吗?这是否有可能会成为疫情防控的分水岭。H1N1"大流行"对当下的新冠有什么启示?

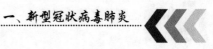

答:世卫组织于 2009 年将暴发流行的甲型 H1N1 流感定性为"大流行"时曾引发不少争议,因为那一次流感虽然蔓延全球,但病死率较低,与人们印象中的重大传染病不一致。

可能是因为曾受到非议,谭德塞这一次就变得慎重得多,他在宣布新冠肺炎疫情为"大流行"时,特别强调使用"大流行"这个词不能轻描淡写,不能过于草率,因为如果误用就会引来过度的惊恐,有可能导致采取过度的防控措施,从而引起不必要的痛苦和死亡。他还说本次将新冠肺炎描述为大流行,并不意味着世卫组织改变对新冠病毒带来威胁的评估,也不影响世卫组织现在所采取的应对措施,同样不影响各个国家应该采取的防控策略。

世卫组织从来没有将冠状病毒感染列为大流行,包括 2002 年开始暴发流行的 SARS 和 2012 年暴发流行的中东综合征,这是第一次。在此之前,世卫组织从未见过某种疾病发生大流行的同时就能得到控制。

问题 4:各国政府对新冠肺炎的宣传和作为有哪些?差异在哪里?反应机制的升级点在哪?我们对外分享战"疫"经验是想让外国抄作业吗?

答:很多国家(包括我国)关于新冠肺炎的宣传是比较公开、及时和准确的,民众可以通过多种渠道获得需要的信息。从这一方面来说,各个国家的宣传和作为差异不是很明显。

至于反应机制,差异就大了。当意大利封锁全境、法国宣布学校停课之时,英国政府公布了针对新冠肺炎的防疫行动计划,分为防堵、拖延、研究和减损四个阶段。英国人认为,大部分受感染人群都表现为轻症,病情好转之后会产生群体免疫,让更多的人产生对新冠肺炎的免疫力。可以这么理解,英国人打算进行一场豪赌,即使赌赢了也有可能付出大约 40 万人死亡的代价。

另一方面,英国是一个讲究科学严谨性的国家,是流行病学的发源地,这样的决定首先基于流行病学模型的测算结果,其次也是结合英国的国情而做出的。英国没有中国的执行能力,得以从全国各地动员4万多医务人员集中支援湖北一个省的抗疫工作,也没有能力在短时间内照护数以万计的新冠肺炎患者。

问题5:中国以外的疫情高危国家,很多都是在疫情扩散初期和高发期有了明显的态度转变,这是否也与应急机制有关?面对当下的全球蔓延,该如何做好防控?民众的心态应该如果调整?

答:中国采用举国上下一条心的严格防控措施,取得了良好的抗疫效果,这样的胜利无疑为其他国家树立了一个成功的榜样。其他国家在新冠肺炎人数日渐增多的情况下,政府和民众对于疫情的态度及采取的应急机制出现了明显的调整,变得更为积极和主动,相信这些转变对于各个国家防控新冠肺炎是十分有利的。

还有一些问题超出了我作为一个临床医师的专业知识范围,不好准确回答,就不写在本文之中。

(2020年3月15日)

6. 看得我胆战心惊

每天看着全球疫情噌噌往上蹿的数字,看得我胆战心惊。今天最新的数字是:全球171个国家和地区确诊新冠肺炎人数为307 297例,死亡总例数为13 049例,其中意大利死亡4825例,超过了中国的3261例,排在第3位的国家是伊朗,死亡人数为1556例。

这个时候回国与否都成为一个大问题。不回来吧,学校已经停课,周围空荡荡的一片,本来就孤独,眼下更寂寥。回来吧,路途危机四伏,每一架从欧美飞北京的飞机机舱里都可能有新冠肺炎的确诊患者。在长达数十个小时的转机航路中,很多时间必须和患者共处一个密闭的小空间,那是多么大的风险!回到国内之后还要在河北或天津等地隔离 14 天,又要大费周章。所以,总的说来,不回来是最可取的安排,也是最安全的避灾形式。

小区的保安力度貌似越来越升级,门口总有五六个保安兄弟在工作。原先还不查看新事新办的出入证,这两天还非看不可,从今天开始升级到了要打开车子的后备厢给保安检查。

网络上有不少疫情期间的随笔,有人从自己的角度来思考社会和民生,这应该是非常好的事。我本人自幼也有记日记的习惯,从 2006 年 10 月 26 日开始将自己写在网络中,先是博客,后是现在的公众号,14 年以来我觉得这种形式非常适合我。每当看到一些贫智人员发来"你该多写什么,不该写什么"或诸如此类的私信,我一般都当场将事主拉黑。喜欢看就看,不喜欢就一边待着凉快去,别在我的文章下面发声。

现在的自媒体门槛太低,人人都能经营"媒体",所以媒体里的信息良莠不齐,良的不多。很多不愿意依照常理进行思考的人容易被整迷糊。对于这种群体症候群,我觉得难有解药,治愈的机会不大。

(2020 年 3 月 22 日)

7. 新冠肺炎与甲型流感所致急性呼吸窘迫综合征的异同点

已经摸清了新冠肺炎和 H1N1 甲流都能累及所有年龄段的人群,但两者发病的特点具有明显的不同,尤其是危重症病例。前者的重症病例主要发生于年纪较大而且罹患一种或多种基础疾病如心脑血管疾病、高血压及糖尿病等疾病的人群;相反,后者的重症则多见于青少年,合并基础疾病的情况很少见。

今天凌晨2点,*Chest*在线发表了由朝阳呼吸科与武汉肺科医院合作的最新研究结果(*Chest* doi. org/10.1016/j. chest.2020.03.032),揭示了新冠肺炎和H1N1甲流肺炎所致的急性呼吸窘迫综合征(ARDS)的相同点和不同点,为临床管理这两组ARDS提供更准确的个体化治疗思路。

这是一项回顾性病例对照研究。新冠肺炎队列是2019年12月24日至2020年2月7日来自武汉肺科医院符合ARDS诊断标准的73例患者,H1N1队列是2016年3月至2019年12月来自北京朝阳医院呼吸科的75例患者。我们全面对比研究了两组患者的临床表现、影像学特点、治疗过程及预后。

结果显示新冠肺炎ARDS患者的年龄(平均67岁)显著高于甲流ARDS患者(平均52岁)。前者更多出现干咳、乏力和胃肠道症状;后者入院时的SOFA评分显著高于前者。前者入院时的氧合指数中位数为198 mmHg,显著高于后者的107 mmHg。前者影像学表现为磨玻璃影较后者更为常见。

新冠肺炎组的治疗方案多样性较甲流H1N1组更为突出。前者住院病死率为28.8%,而后者住院病死率为34.7%,二者之间无显著统计学差异($P = 0.483$)。特别值得注意的是,SOFA评分校正的病死率,甲流组显著高于新冠肺炎组[RR 2.01,95% CI(1.56~2.58),$P < 0.001$]。

基于上述结果得出如下结论:新冠肺炎和H1N1甲流所致ARDS患者的临床表现存在明显的差异。与甲流H1N1组相比,新冠肺炎组表现为较低的危重症评分和 SOFA 评分校正的病死率。

结合其他研究的结果可以掌握到了这样的知识:新冠肺炎的传染性明显高于 H1N1 甲流,但其整体病死率只有 4%(中国数据),显著低于 H1N1 甲流的 17%(加拿大数据)。当新冠肺炎和 H1N1 甲流发展到了重症出现 ARDS 之后,两组的病死率大致相近。另外一点,新冠肺炎组入院的时候危重症评分较低,一方面说明随后的 ARDS 病情进展迅猛,另一方面也可能与早期对新冠肺炎各方面应对不足等因素有关;而甲流组以年纪较轻而且没有基础疾病的患者为主,却也有如此高的病死率,特别需要注意。

最后强调,新冠肺炎和甲流病毒肺炎都是急性呼吸道传染病,出现 ARDS 之后病死率都很高。两组共同的难点在于,前者目前没有特效的抗病毒药物,后者虽然有达菲用于抗病毒,但此时往往错过了最佳的抗病毒治疗时间窗,治疗也很困难。

(2020 年 3 月 27 日)

8. 为逝去的同行朋友默哀

因为不看任何一个微信群(除非有人事先提醒发钱),我不知道今天取消了过去两个多月以来天天不中断的例行排除新冠肺炎专家组会议,我犹如瑞士产闹钟一般准时去到门诊十层会议室之后才痛悟白跑了一趟。都是我不看群的错,我必须为此承担全部责任。

不过也不算白跑,早就约好了新华社记者在 11 时进行采访,采访的内容是关于广大人民群众踊跃往地面上吐痰的丑事。科学地说来还真能算得上白跑,因为要不是开会的事,我们可以约定另外的时间,或者安排同事接受采访。一般而言,我很少接受采访,我要表明什么观点,公众号就已经够用了。我更愿意某一个特定的受众尤其是医务人员或医学生知道我的观点。

时间还早,我只能去我的办公室等候。在通过连接 C 楼和 D 楼的廊桥时正好是 10 点整,此时警报拉响了。4 月 4 日 10 时起,全国人民默哀 3 分钟,汽车、火车、舰船鸣笛,防空警报鸣响,以此表达全国各族人民对抗击新冠肺炎疫情斗争中牺牲烈士和逝世同胞的深切哀悼。我立即打开语音连接女儿,让她同步听到凄厉的警报鸣响声。我低头肃立在廊桥里,脑海里想到的是李文亮等多位在抗击新冠肺炎战斗中不幸牺牲的同行。

4 月 1 日,《自然》在线发表了一篇题为 *Virological assessment of hospitalized patients with COVID-2019* 的论文〔Nature https://doi.org/10.1038/s41586-020-2196-x(2020)〕,报道新冠肺炎患者刚出现上呼吸道感染症状时,新冠病毒能比 SARS 病毒传播能力更强,疾病后期的传染性则与 SARS 大致相似。该研究还指出,控制新冠病毒传播的措施应该针对飞沫传播,而不是基于污染物传播。这表明,早期防控对遏制新冠疫情蔓延十分重要。

愿逝去的同行的灵魂在另一个世界里得到安宁,愿我们所有活着的人珍惜健康,别再随地吐痰。

(2020 年 4 月 4 日)

9. ICU 资源分配对于新冠肺炎患者的生存至关重要

Annals ATS 的全称是 Annals of the American Thoracic Society,是

由美国胸科学会（ATS）主办的第三本杂志。前两本是 *Blue Journal* 和 *Red Journal*，第四本是刚刚创刊的 *ATS Scholar*。由于 *AnaalsATS* 的封面为白色，所以也称 *White Journal*。*White Journal* 于 2018 年首次拥有影响因子（4.026），国内作者罕见在该杂志发表论文。

十分钟之前，*White Journal* 发表了来自武汉肺科医院、武汉天佑医院、武汉中心医院及北京朝阳医院联合研究的最新成果（Hospitalization and Critical Care of 109 Decedents with COVID-19 Pneumonia in Wuhan, China. AnaalsATS; https://doi.org/10.1513/AnnalsATS.202003-225OC）。此时此刻，ATS 正在纽约举行新闻发布会，本人正在恭候媒体可能打来的采访电话。关于我们研究内容的新闻题目是 *Study Demonstrates the Need for Immediate ICU Care for Severe COVID-19 Pneumonia，Describes Patient Characteristics*。新闻稿是我和一位记者多次协商最终于今早定稿的。

研究论文为来自上述武汉市 3 家医院 109 例确诊新冠肺炎死亡患者回顾性分析的报告。我不认为这样的研究有多么高深的技术成分，本质上是最简单的临床研究。欧美国家的死亡病例人数日益增多，但他们的医师一时很难抽得身来总结这样的数据，再说他们也需要来自中国的经验。过去两个多月以来，来自中国关于新冠肺炎的研究论文已经多得漫天飞，包括本篇在内很多都是劳动密集型低端论文。从今往后，要想发表较高水平的论文，恐怕得往纵深方向开拓才行。

在该项研究中，109 名新冠肺炎死亡患者的平均年龄为 70.7 岁，其中 35 名（32.1%）患者为女性。85 名（78.0%）患者罹患一种或多种基础疾病。即使在疾病的早期，这些患者都出现了多脏器功能衰竭，尤其是呼吸衰竭和心力衰竭。从症状发作到死亡平均为 22.3 天。这些患者均需入

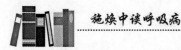

住 ICU 治疗,但由于在一段较短的时间相对集中发病,早期的 ICU 床位数不能满足实际需要,只有 51 名(46.8%)患者有机会入住。该研究一个比较重要的数据是,ICU 组住院之后存活时间(15.9±8.8 天)比非 ICU 组(12.5±8.6 天)有所延长($P=0.044$)。

再次强调,这些危重型患者即使在早期也出现了严重的低氧血症,多脏器功能衰竭接踵而来,迫切需要保护重要生命器官的综合救治措施,以帮助患者度过最危险的阶段。

我们的研究提出了这样一个问题:在 ICU 床位不能满足患者的状况下,应该将救命资源分配给谁?我当然不敢公开回答这个问题,也不相信哪个炎黄子孙能坦然回答。实际上,我们在论文中也没有给出确切的答案,尽管我们都明白如何处置是最符合人道主义原则的。

欧美国家有一套可行的指南和评分系统,当某一个患者的评分达到入住 ICU 标准时,医师有权决定谁能得到接受救治的机会。这样做的结果肯定是:有些人一开始就没有存活的机会,或者说任其自生自灭。但这种操作公开说出来、公开实施,在中国永远行不通。我与期刊主编的沟通中始终未能取得一致的意见,好在他最后也能接受我含糊其辞的描述。

毫无疑问,ICU 资源分配对于任何一位危重症患者的救治都是至关重要的。有一个思考题我们真不能回避,那就是应该将活的机会留给谁?让我们这么来设想一下:有两位垂危的患者在等候一张空床位(只有一张空床位),一位 90 岁,合并多年的冠心病、高血压和糖尿病,另一位是 25 岁既往健康的小伙子,两位如果住不进 ICU 都将必死无疑。通常的情况是,老人家住进 ICU 的话,死亡的风险仍然是极高的,而小伙子住进去的话存活的可能性极大。但这样的选择在我们这边实际上是没有选择的,一般是奉行"先到先得"的原则,不然,下一个等着住进 ICU 的便是主管医师。

我在写这篇文章时非常小心,生怕用错词而被人贴上"没有同情心"的标签。所以,文中的思考题只能由读者来提供答案了。

(2020 年 4 月 7 日)

10. 新冠肺炎死亡的预测指标

国内已有几篇发表在国际权威医学期刊的论文专门探讨与新冠肺炎死亡风险有关的因素,还有几篇流行病学和临床分析的论文提及预测新冠肺炎死亡的指标。不同的研究报道了不同的观察指标,其中有两个指标是没有异议的,那就是高龄和罹患基础疾病包括心脑血管疾病、高血压和糖尿病等患者的死亡风险特别高。

刚刚,《欧洲呼吸杂志》(*European Respiratory Journal*,*ERJ*)在线发表了朝阳呼吸和武汉肺科医院合作研究的最新成果(Predictors of mortality for patients with COVID-19 pneumonia caused by SARS-CoV-2:A prospective cohort study),再次揭示了影响新冠肺炎患者生存的危险因素,并提出一些新的见解。

研究对象为 2019 年 12 月 25 日至 2020 年 2 月 7 日间在武汉肺科医院住院的 179 名新冠肺炎患者(男 97 例,女 82 例),其中 21 名不幸因病死亡。单因素和多因素 logistic 回归分析显示有下列 4 个因素能显著增加死亡风险:年龄 $\geqslant$ 65 岁(OR 3.765;95% CI 1.146～17.394;$P=$ 0.023)、并发心血管或脑血管疾病(2.464;0.755～8.044;$P=0.007$)、$CD8^+$ T 细胞 $\leqslant 75 \times 10^6$/L(3.982;1.132～14.006;$P<0.001$)、心肌肌钙蛋白 I $\geqslant 0.05$ μg/L(4.077;1.166～14.253;$P<0.001$)。

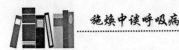
我们按 1:2 比例为 21 名死亡患者匹配了 42 位相同性别、相仿年龄（±1 岁）及有或无基础疾病的生存者作对照研究，结果发现在排除性别、年龄和并发症的影响之后，CD8$^+$ T 细胞显著下降和心肌肌钙蛋白 I 浓度显著升高仍然是新冠肺炎高死亡率的预测指标。

早期出现迅猛发展的多脏器功能衰竭是新冠肺炎危重型患者最主要的临床特征，有认为其机制与细胞因子风暴有关。但是，目前除了观察到疾病过程中某些细胞因子如 IL-6 等含量显著增高之外，并没有特别有力的证据显示细胞因子风暴的出现，更没有阐明其作用机制。我们在研究中发现，与生存者相比较，死亡者外周血白细胞总数明显升高、淋巴细胞绝对值显著降低、CD8$^+$ T 细胞数量显著降低。

王福生院士首次报道了来自一名死亡患者肺组织的病理学研究结果，发现肺间质有大量淋巴细胞浸润。武汉同济医院的专家最近揭示，新冠病毒主要攻击的免疫靶细胞是淋巴细胞，尤其是 T 细胞。我们注意到，大多数危重型患者外周血中的 CD8$^+$ T 细胞极度减少，有的甚至缺如。在治疗过程中，如果 CD8$^+$ T 细胞数量能够回升的话，患者还有生存的希望，如果始终维持在低水平，则生存的机会十分渺茫。

上述研究结果一方面为临床评估新冠肺炎患者的转归提供了简单实用的预测指标，另一方面也提示，严重的免疫系统受损可能是出现难以纠正的低氧血症及紧跟其后的多脏器功能衰竭的免疫学机制。

（2020 年 4 月 9 日）

11. 不应冷落凯旋的英雄

直到现在，我的内心还深有歉意，原因是下午没有前往车站迎接从武

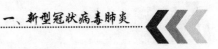

汉归来的绪言大夫。绪言是在1月25日那天搭乘9点08分的高铁从西客站离开北京的,因为是大年初一,我们没有组织人员送行。英雄在战壕里拼过命之后回到阔别3个月零2天的北京,我们也没有接站,于情于理都属于工作做得太粗糙,诚然不应当。就算日后违反科室的廉政规定操办接风洗尘大宴,过失也是你补不回来的。

现在大家都平安回来了,说什么话都可以变得很轻松,然而当初并非这样的心境。中国的传统文化讲究意会而不能言传,能说的只有好话。据说,美国的医院相关科室现在都列出了备份名单,明确指出要是科室主任在接诊新冠肺炎患者的过程中不幸殉职,由谁谁谁来接班已经以文字形式公之于众。这种事情在中国显然是行不通的,我们的文化不允许这么理性蛮干。我想说的是,当初医院派遣绪言出征的时候,人们的心里对于疫情和医务人员的生死概率都没有底。所以,当我看着绪言离开车站候车厅背影的照片时,心里是有想法的。

中国抗疫英雄之一童朝晖副院长出征的日期是1月18日,几天之后医院就派遣绪言作为医院的第二批专家助阵,不久朝阳呼吸又奉命派出第三批4名医师和2名护士奔赴武汉。当时所有方面的气氛都很压抑,尤其是其中两位医师都是刚刚当上二胎孩子的新爹。

当第一批凯旋的英雄于4月14日回到医院的时候,医院组织空前盛大的欢迎仪式。不管是从前线回家的战地英雄,还是在后方准备粮草的后勤部队,大家都百感交集,最大的感慨是活着回来真好!很多人搂抱着哭成一团,连我这个刚毅的男版梅超风临场也为之动容。

无论以多少鲜花欢迎回来的英雄都不过分,都是应该的。当外省的医护人员离开湖北时,当地警察和民众以最高礼仪送别为湖北拼过命的人;当为湖北拼过命的人回到自己的家乡,家乡的警察和民众同样以最高的礼仪迎接他们。在电视上看到这样的场面,是个人都会被感动。那几天,网上几乎看不到啥都能杠的杠精出来煽阴风点鬼火,说明正还是能够胜邪的。

绪言随大部队前往密云的隔离酒店休养 14 天,希望他在那儿别吃太多,太胖也不好。同样重要的是,在前方工作 3 个多月,必定会收集到不少宝贵的科研数据,趁着两周不到的时间正好搞出论文的初稿。

(2020 年 4 月 27 日)

12. 总该有个尽头

今天的心情相当好,因为看到《人民日报》道出了全国人民共同的心声:中美两国人民友好不可阻挡。在这个世界上,没有什么比友谊更能温暖人心。

今天收到女儿的微信说,她们下个学期非常有可能正常开学上课。这就意味着到那个时候,美国的新冠肺炎疫情渐趋于控制。我又问了施戈同样的问题,他回说还没有得到正式的通知,估计能回归正常课堂。兄妹俩这个时候肯定备感孤独,各自一个人长时间关闭在公寓里,对于任何人都是一种几近极限的挑战。有一件事,我们都处理得无可挑剔,那就是他们决定不回国避难。

如果下个学期如常开学,他们就无须担心存在回到课堂上的技术障碍。回国最大的担忧在于中美两国之间的航班不知道什么时候得以恢复。不确定性不仅仅受到疫情的影响,还必须受到外交关系的左右。真不希望那些已经回国的孩子们开学之后却因为购买不到机票而影响返校学习。所以说,中美两国人民友好不可阻挡,谁阻挡我们的友谊谁就是我们的敌人。

李绪言大夫完美完成了上级领导交付的任务,胜利返回北京与家人团聚。当医师谁都不容易,谁都很含辛茹苦。绪言在离开家人的 140 个日日夜夜里压力有多大、任务有多繁重,他本人最能体会。

这个世界没有白白的付出,所有的付出都必定有回报。苍天可能会欺负一次老实人,但不可能好意思欺负第二次,况且在大多数情况下一次也不会欺负。对于绪言来说,这是一段十分珍贵的经历,相信对他的人生观、家庭观及职业生涯都产生深刻的影响。

或许在大年三十那天,绪言在接到冲上战场的号令时会担忧自己的生命安全和家人未来的生活。我想是人就会有恐惧感,除非不是人,那个时候有很多人正在发病,有很多人正处于病危状态,还有不少人正在死亡。现在回过头来谈论这些生死问题,我们大伙儿的心态都已经很放松,因为死亡的风险已经降低到了不再恐怖的程度。但是,当初的状况不是这样的。值得庆幸的是,大家都活了过来;更加值得庆幸的是,绪言和他的战友从武汉战场都活着回来了。

今天的武汉是一座很安全的城市,反倒是北京近日出现了本土确诊病例。我是呼吸科医师,工作是为罹患疾病的患者提供诊疗服务,并不精于疫情的流行病学和防控。谁都知道现在还不到高枕无忧的时候,还必须在思想上给予高度的重视。由于政府高效、制度优越、夏季已经到来、呼吸道急性传染病的流行特点和规律,北京目前的疫情不可能严重到与今年初湖北的疫情相提并论。前几天出现市民抢购超市食品的糊涂现象,那是大可不必的。果真没有青菜卖了,你抢回的几个麻袋冬瓜能顶几天?

从防控疫情的角度来说,绪言回北京实际上是从一个战场奔赴另一个战场。他在打扫武汉战场干干净净之后返回北京,经过一段短时间的休整之后很快就返回工作岗位继续战斗。我们的战斗从不松懈,前段时间刚从武汉凯旋的姜纯国大夫已经接到命令,明天即将奔赴传染病院开展一线支援工作。

我们有战斗力,但还是祈求当下的疫情尽快离去,总该有个尽头不是?

(2020 年 6 月 15 日)

13. 迎接抗疫专家安康归队

2020 年 1 月 18 日也就是腊月廿四那天,朝阳医院副院长童朝晖教授接到征战书,即日作为第三批国家专家组成员奔赴武汉指导新冠肺炎重症患者的救治。这位中国著名的呼吸病学家和危重症病学家在武汉一直战斗到今天,6 月 18 日上午正式返回朝阳呼吸工作岗位。这一场战役,童老师在最前线的战壕里战斗了整整 5 个月。

每一个成功男人的背后都有一个优秀的女人,这是绝对正确的。凡是不同意这条真理的糊涂人都必须加强学习、提高认识。我不认识童夫人,但仅仅依据"男人背后女人理论"就能正确科学地推断出,童夫人必定是一位完美的贤妻。不然,这个书香家庭就不可能走出一位顶天立地、说话靠谱的实干型大专家。

在 2003 年抗击 SARS 的战斗中,38 岁的童老师就淋漓尽致地表现出了无可挑剔的职业操守和专业精神。他作为 ICU 专家长时间驻守在 SARS 定点医院。由于取得杰出的成就,他那一年被授予全国五一劳动奖章。此后,童老师一直作为国家级呼吸和感染病学专家,在每一年的流行季节频繁奔赴全国各地的疫区指导重症病例的救治。

在童老师的带领下,朝阳呼吸的 RICU 团队屡创佳绩,从来没有让人民失望过。2019 年 11 月,RICU 团队发现了过去 109 年以来全国所有城市唯一一次发现的 2 例肺鼠疫患者。没有朝阳呼吸的及时诊断和隔离治疗,这 2 例鼠疫患者进入首都之后如果引起局部传播,你或许可以想象后果有多么的严重和可怕。此外,童老师和他的团队在近年早期诊断和后续救治重症 H5N6 和 H1N1 流感病毒性肺炎患者的工作中,都做出了卓越的贡献。

任何人的成功都是有理由的,都是必然的。那么,童老师为何取得如此骄人的专业成就呢?个人认为,具有正确的政治思想是他取得大成功最根本的思想保证。2015 年 12 月 11 日,童老师拍了拍我的肩膀语重心长地说:"走,咱们去你老家接受红色教育去!"于是,我们俩翌日取道南宁,然后在志羽院长的陪同下乘车前往红城百色。

在百色,我们怀着无比崇敬的心情参观了红七军军部旧址和百色起义纪念馆。我们此行的唯一目的是自觉接受以"邓小平足迹之旅"为主线的爱国主义教育,进一步坚定"传承红色基因,以规范的程序救治患者"的危重症医学理念。

2019 年 11 月 29 日,童老师拉上我飞往湖南长沙,然后乘车赶往伟大领袖毛主席的故乡——湘潭县韶山冲。作为呼吸科医师,冲锋陷阵在抗疫最前线是义不容辞的使命和职责。童老师和我正是因为毛主席故居之旅,从红色教育中获得更加坚定的必胜信心和战斗到底的力量。

事实证明,我们先后两次自费前往革命圣地自觉接受红色教育是多么正确的做法。红色思想确保我们不走错路、少走弯路,从而在为人民服务的医疗工作中端正态度,并不断取得好成绩。

过去的 5 个月,童老师和其他危重症专家组成员暂住在全武汉危重症最为集中的两家传染病专科医院之一,亦即武汉金银潭医院,而工作的医院则遍布武汉全市乃至湖北各地。重症专家组共有 8 位来自全国的顶尖专家,包括我认识他他也认识我的杜斌教授,还有我认识他他不认识我的邱海波教授。由于这 8 位专家日夜奋战在重症隔离病房,而且只干实事,被同行们亲切誉为"抗疫重症八仙"。这个尊称经媒体报道后,很快就为全国人民广为接受。现在,随手百度一下"抗疫八仙"或"重症八仙",即时跳出海量的颂歌美文。

集中收治新冠肺炎危重症患者的专科医院还有另外一家,亦即武汉肺科医院。朝阳呼吸另外一位重症专家李绪言大夫就驻扎在这家我非常熟悉的医院里。现在我可以告诉你,这家医院收治的患者有多重:入住 ICU 的患者百分之百插管上机、半数以上接受 CRRT、接近三分之一接受 ECMO。

童老师一到武汉就强调,重症患者经短时间观察,缺氧不能经吸氧或无创通气缓解的,必须当机立断尽快插管上机,而不能寄希望于无创呼吸机的作用。他同时强调,对于重症患者而言,没有有效的特异性治疗手段,唯一能够做的就是做好脏器功能保护以渡过难关,让患者有机会依赖于自身免疫力的恢复而逐渐康复。实际上,新冠肺炎是一种自限性病毒感染性疾病,目前还没有特效药物。

童老师言语不多,他每天都会进入重症隔离病房查房和守护患者。他说他能做的事,就是以规范的救治程序帮助患者战胜疾病。他说到了,也做到了。他今年被评为全国抗击新冠肺炎全国先进个人和全国劳模,这是党和人民认可他的职业精神和工作成绩而给予他的荣誉。

最后更正本文第一自然段的一个小错误。童老师上午回到朝阳呼吸只是为了见日夜思念他的战友们一面,还不能返回我们的岗位上班。他下午接受了新的作战任务,以"北京市国家级专家"的身份带领朝阳分队入驻地坛医院。也就是说,童老师从他的故乡湖北省挥师北上转战他的新家乡北京市,将为新一轮的新冠肺炎重症救治工作再立新功。

(2020 年 6 月 18 日)

14. 群体免疫或许真的不靠谱

随着欧美国家新冠肺炎的发病人数越来越多,相关研究论文的质量也越来越高。尽管如此,我过去一个多月以来极少阅读这些文献,顶多就看看各家期刊发表论文的题目。本月 11 日 *Lancet* 发表了瑞士题为 *Seroprevalence of anti-SARS-CoV-2 IgG antibodies in Geneva, Switzerland*(*SEROCoV-POP*):*a population-based study. Lancet*(https://doi. org/10. 1016/S0140-6736(20)31304-0)的论文,这是我翘首以待的。我一开始就渴望知道某些北欧国家推行群体免疫理念和做法的实际效果。

Lancet 发表的 SEROCoV-POP 研究过程是,对在此之前参与 Bus Santé 研究的受试者及其家庭成员进行基于人口的大型血清流行病学调查研究。研究人员对受试者连续进行血清新冠病毒 IgG 抗体检测(每周 1 次)。受试者为随机选择挑选的 SEROCoV-POP 研究的参与者及其 5 岁以上的家庭成员。

今年 4 月 6 日至 5 月 9 日间,总共有来自 1339 个家庭的 2766 受试者参与研究。结果显示,第 1 周 IgG 抗体阳性率为 4.8%(95% CI 2.4~8.0%,$n=341$),第 2、3、4 和 5 周分别升至 8.5%(5.9~11.4%,$n=$

469）、10.9％（7.9～14.4％，$n=577$）、6.6％（4.3～9.4％，$n=604$）和 10.8％（8.2～13.9％，$n=775$）。年龄 5－9 岁的小孩［相对风险为 0.32（95％ CI 0.11～0.63)］及＞65 的老人［0.50（0.28～0.78)］IgG 阳性的可能性显著低于 20－49 岁的中青年人。考虑到血清学转变（如由阴性转为阳性）的时间因素，研究人员估计每发现 1 例确诊病例，社会上就有可能存在 11.6 名受感染者。

在该研究实施的地区日内瓦，50 万人在 2.5 个月内出现了 5000 例新冠肺炎临床病例。SEROCoV-POP 研究结果表明，尽管该地区新冠肺炎的发病率相当高，但大多数人仍然没有受到感染。该项研究最大的价值在于提醒人们，假设 IgG 抗体的出现与免疫力有关，鉴于人群中的抗体阳性率很低，新冠肺炎的大流行现在还远没有接近尾声。特别值得关注的是，婴幼儿和老年人获得免疫力的状况更是堪忧。

该研究最明显的缺陷有两个：首先，受试者样本量太小，不足 3000 人，这对于新冠肺炎大流行的实际情况相差十万八千里。其次，观察时间太短，不能说明长期的效果。纵然如此，研究结果还是有很大的参考意义，能为世卫组织和各个国家制定防控政策和措施提供重要的依据。根据该项研究结果，一些国家放松防控策略还是存在相当大风险的。

这就引出一个更重大的问题："群体免疫"的理念是否正确？以此来遏制新冠肺炎的传播是否可行？从目前的资料看来，人群中产生抗体的人数相当少。以这样群体免疫力来抵挡新冠肺炎的大流行可能行不通。需要指出的是，要确切评估群体免疫更长期的效果，还有待于明年、后年或更长时间的研究数据。在令人信服的数据出来之前，还真不好过早下结论。

这项研究从一个侧面佐证，北京市当前加强防控措施是符合科学原理的,是有其必要性的。

(2020 年 6 月 27 日)

15. 激素治疗新冠肺炎有奇效

2020 年 7 月 17 日,《新英格兰医学杂志》在线发表了糖皮质激素(激素)治疗新冠肺炎的大型随机对照试验(RCT)的研究结果(N Engl J Med 10.1056/NEJMoa2021436)。现在,人们终于有了足够强大的临床证据,放心大胆给予需要吸氧或上无创呼吸机的新冠肺炎患者短期口服或静注小剂量激素。该研究最重要的结果是:激素能够大大降低患者在 28 天内的病死率。全世界的医学界折腾了这么久,终于找到了一种能确切降低新冠肺炎病死率的"神药",而"神药"居然是一种老之又老的老药。

大多数新冠肺炎患者表现为无症状或轻中度病情,需要吸氧的患者只是其中的一小部分。现阶段已经知道,重症患者的病理生理特征为迅猛发展的急性肺部炎症,病理特征包括弥漫肺泡损伤、炎症渗出、微血管血栓形成等。在新冠肺炎大流行的早期,湖北的医师大多选择给患者使用小剂量激素,旨在抑制肺部强烈的炎症反应。当时使用激素完全是出于专业知识上的推理,并没有证据支持。现在有了大型的 RCT 证据,说明当初的做法是正确的。有理由认为,正是由于湖北医师早期积极大胆使用激素,众多的生命得到了挽救。

让我们来看看该项研究的可贵之处。其最大的优势在于多中心集团作战,研究单位涉及英国的 176 家医疗单位,共有 2104 例患者被随机分配到激素组,4321 例患者进入对照组。激素用药为地塞米松,剂量为每天 6mg,时间不超过 10 天。上述发表的论文只是初步的研究报告,主要观察指标为 28 天内的病死率。

整体结果显示，激素组和对照组分别有 482 例（22.9%）和 1110 例（25.7%）患者在随机分组后 28 天内死亡（年龄调整率比率 0.83;95% CI 0.75~0.93;$P<0.001$），前者显著低于后者。亚组分析表明，病情越重缺氧越明显的患者使用激素后获得的裨益越多。对于需要行无创通气的患者而言，激素组的病死率（29.3%）显著低于对照组的 41.4%（比率 0.64;95% CI 0.51~0.81）;对于单纯通过鼻导管吸氧的患者而言，激素组的病死率 23.3% 也低于对照组的 26.2%（比率 0.82;95% CI 0.72~0.94），只是差异没有需要行无创通气的那部分患者显著。但是，对于不需要氧疗的轻症患者，激素组（17.8%）和对照组（14.0%）的病死率大抵相似，差异没有统计学意义。也就说，轻症新冠肺炎患者无需使用激素治疗。

需要强调的是，刚发表的论文只是观察 28 天病死率的初步报告。我们继续翘首以待作者的下一步观察分析报告，诸如 60 天、3 个月、1 年的病死率，以及激素相关不良反应的研究数据等。激素是一把双刃剑，在治疗过程中会干扰糖代谢，以及增加继发感染的机会，部分患者完全有可能因为继发感染而死亡，远期还对骨质代谢产生影响。所有这些疑惑，有赖于该项研究的随访资料才能得到解答。不过依照常理判断，因为激素的使用为短期、小剂量，整体而言估计不会出现严重的不良反应。

这项 RCT 不仅仅明确回答关于新冠肺炎治疗一个非常重要的临床问题，还对激素治疗其他病毒性肺炎如流感、SARS 及 MERS 肺炎具有指向性的参考价值。期待后续的数据得出与初步报告相类似的结论，亦即激素能够使得出现明显缺氧的患者的病死率下降近 30%。如此，就能更放心认为激素原来真是治疗新冠肺炎的"神药"。以后在收治新冠肺炎患

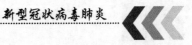

者时,只要患者需吸氧或上无创呼吸机以缓解缺氧,就该当机立断短期给予小剂量激素。

如上所述,新冠肺炎的病理特征还包括微血管血栓形成。据此推测,下一个走来的新冠肺炎神药有可能是抗凝药物,如小剂量肝素或利伐沙班等。

(2020 年 7 月 25 日)

16. 重症新冠肺炎患者的死亡原因

今年早些时候,当王福生院士在国际上首次报告第一例因新冠肺炎去世的死者的尸检病理报告时,一些人在一知半解的情况下写出明显有悖于常理的帖子以吸人眼球,还有一些人为了吸人眼球故意夸大某种病理变化,最终导致众多的看客惊恐万状。五花八门的鬼话归结起来大致可以分为两个方面:①新冠肺炎患者最终是被水淹死的,使用呼吸机阻挡了"肺水"的流出,所以一上机就死;②只要抽干"肺水"就能治好所有的病人。最可悲的是,跟着起哄的居然不乏接受过现代化医学教育的医务人员。

最近,英国的研究人员在《柳叶刀》子刊发表了一组新冠肺炎患者死亡之后的尸检研究结果 *Lancet Microbe* [doi. org/10. 1016/S2666-5247(20)30115-4]。2020 年 3 月 1 日至 4 月 30 日期间,研究者对 9 名确诊的新冠肺炎患者进行了系统尸检,包括对所有主要器官进行取样研究,并对另外 1 名病人进行了局部尸检。

该队列中 10 名患者的死亡中位年龄为 73 岁(IQR 52-79)。在所有系统尸检的死者中,至少一个主要器官中发生了血栓形成,受累最严重的脏器是肺脏（8/9，89％），其次为心脏（5/9，56％），再次为肾脏（4/9，44％）。肺脏最明显的病理变化是弥漫性肺泡损伤，见于所有的尸检患者，机化只见于病程较长的患者。

所有死者的造血器官均可见到淋巴细胞（尤其是 CD8$^+$ T 细胞）减少/缺如和吞噬作用。系统尸检的 9 名死者均见到急性肾小管损伤。其他的发现包括：急性胰腺炎（22％）、肾上腺微梗死（33％）、心包炎（2％）、弥散性毛霉菌感染（10％）、主动脉夹层（11％），以及心内膜炎（11％）等。

上述最重要的发现，亦即弥漫性肺泡损伤、血栓形成、免疫细胞耗竭及吞噬作用等，可以为重症患者选择最佳的救治方案提供思路。实际上，糖皮质激素由于能够缓解弥漫性肺泡损伤从而极大降低病死率。到了今天，关于激素的使用已经没有太多的争议。现在认为，在收治新冠肺炎患者时，只要患者需吸氧或上无创呼吸机以缓解缺氧，就该当机立断短期给予小剂量激素。

该研究提供更确切的证据显示，新冠肺炎患者重要的生命器官很多出现了广泛的血栓形成。因此，下一步有必要设计临床试验以验证抗凝药物如小剂量肝素或利伐沙班等能否改善临床过程，这类药物或许和激素一样能大大提高生存率。

至于其他的病理变化如胰腺炎、心包炎、肾上腺微梗死、继发性毛霉菌感染等，有可能只是多脏器受累的局部表现。随着病毒性疾病的自限性好转、呼吸衰竭的改善、血栓形成的缓解，上述病变可能都会逐渐好转。

依照常理判断，新冠肺炎疫苗将是人类更有效防控疫情的王牌，这正是全世界各国正在摩拳擦掌尽快研发疫苗的根本原因。

（2020 年 9 月 2 日）

17. 做学问需要这样的严谨态度

今年 4 月,朝阳呼吸和武汉肺科医院联合在《欧洲呼吸杂志》发表了一篇关于新冠肺炎死亡风险的研究论文($Eur\ Respir\ J$ 2020;55:2000524)。我们的研究表明在排除性别、年龄和并发症的影响之后,$CD8^+$ T 细胞显著下降和心肌肌钙蛋白 I 浓度显著升高是新冠肺炎高死亡率的预测指标。论文发表之后受到了国内外同行专家的广泛关注,其中来自湖北中医药大学基础医学院预防医学系的 Hai-Jun Yang(音译:杨海军)等 4 位专家以 Correspondence 形式在《欧洲呼吸杂志》发表了他们的评论($Eur\ Respir\ J$ 2020;DOI:10.1183/13993003.02439-2020)。现将杨教授指出文中存在的 3 处错误简述如下。

第一,作者在"摘要"和"结果"部分中写道:使用多因素 logistic 回归分析新冠肺炎患者中先前存在的心脑血管疾病与死亡风险的相关关系,指出比值比(OR)和 95%CI 为 2.464(0.755~8.044),$P=0.007$。显然,95%CI 包含 1,表明估计总体 OR 可能等于 1。根据统计学原理,由参数估计和假设检验得出的结论应该是一致的。换句话说,如果先前存在的心血管或脑血管疾病的 OR 的 P 值为 0.007,则 95%CI 的下限至少应大于 1,因为该因素是临床结果不良的风险之一。因此,我们建议作者应核对其数据,确定这到底是打字错误还是统计处理出了差错。

第二,在"方法"部分,作者声称前瞻性收集所有患者的信息,包括人口基线资料、临床特征、实验室指标及预后。在"结果"部分,作者提供了患者基线资料、生命体征及实验室检查数据,但是,作者并没有明确说明实验室结果和生命体征数据是何时获得的。

第三，在"讨论"部分，作者说："截至 2020 年 3 月 24 日午夜，中国确诊的新冠肺炎病例数和死亡人数分别为 81 218 和 3281，表明新冠肺炎的总体死亡率是 4%"。显然，这是使用以下公式计算出所谓的 4% 总死亡率：累计死亡人数/确诊病例累计人数，即 3281/81 218。这个简单的公式是有问题的，尤其是考虑到当时正在发生新冠肺炎大流行，此时仍有一定比例的患者（于 2020 年 3 月 24 日或之前确认）的临床结局未知。

《欧洲呼吸杂志》在决定发表杨教授等人的质疑之后，发来邮件询问我是否有意公开答复他们的质疑。按照惯例，我们没有理由不提供答复意见。经过杂志的审稿程序之后，我们针对上述 3 条意见的回复于昨天正式发表（*Eur Respir J* 2020；DOI：10.1183/13993003.02961-2020）。

首先，我们在回复中对于杨教授等人的评论表示真诚的感谢，相信他们的意见对于提高论文的质量有非常大的帮助。我们同意，原文中陈述先前存在的心血管或脑血管疾病的 95% CI 数值是不正确的。由于所有指标均纳入多因素 logistic 回归分析中，我们对其他 3 个指标的 95% CI 作了修正，并根据杨教授等第一条意见在论文的相应部分都做了更正。

其次，我们根据第二条意见在"方法"部分更加清晰地描述：患者所有的资料尤其是实验室结果均为入院当天收集的数据。

再次，总死亡率是一定时期内死亡人数与同期平均人口数之比。总死亡率和病死率之间的主要区别在于，总死亡率是指特定时间某种疾病的死亡频率，而病死率用于描述某种疾病的严重程度。我们仔细研究了估计一种新发传染病病例死亡率的方法。截至 2020 年 3 月 24 日午夜，中国确诊的新冠肺炎病例数为 81 218 人，死亡人数为 3281 人，确诊病例的病死率采用以下公式计算：累计死亡数/确诊病例累计数。我们同意新冠肺炎的总死亡率是错误的表述，并将术语改为"确诊病死率"。

杨教授等的质疑和我们的回复都比较长,本文只简述两篇 Correspondence 的核心部分,有兴趣的朋友可以从网上下载原文细读。

任何一项科研工作都不可能完美,任何一篇论文都可能存在错误。我们非常感激杨教授等人的关注,感谢他们指出论文中的错误。他们的态度是对科学的负责,也是对患者的负责,更是对研究人员的负责。对于所有的科技工作者来说,做学问本来就需要这样的严谨态度。

毫无疑问,今后我们必将不遗余力地追求将错误降低到最低限度。

(2020 年 9 月 11 日)

18. 疫情之后首次回武汉

疫情过后第一次回到武汉这座刚从浩劫中逐渐恢复元气的英雄城市,心情难免格外复杂。晚上徘徊在解放大道的街边,不知不觉竟吟出人生中的第一副对联:武广国广,两广原本是我邻家;亚酒长酒,久久无奈已在他乡。

越来越多的迹象显示,我人生谋划中最大的败笔可能是 2012 年选择去了北京讨生活。从那以来,碰到我头上的好事不多,尽管时不时也能捡到些小便宜。据说武汉市的高中数量在全国范围内相对于需要而言是最少的,我当年最大的担忧是孩子们的升学问题,这个问题在北京是不存在的。实事求是地说,当年离开武汉的首位促动因素是为了让孩子们能接受更好的教育。

有这样的一种可能性,在广西同行的眼中,作为毕业于广西医科大学这样的一所少数民族地区普通高校的医生,我人到中年之时能够进入北京工作,而且担任国家重点学科的主任,听起来很好听,甚至被家乡人民放大渲染成为当地的一个小传奇，然而对我来说并无实际意义。我从一开始就明显感受到压抑，而且压抑感与日俱增。这种难言的苦闷只能自己消受，有时候化解不了便进展成为易激惹综合征。

易激惹综合征的症状主要表现在，更多地自闭在孤单的专业世界里，在回首往事中寻求心理平衡。与此同时，压抑感找不到宣泄口时丝毫不能忍受被人恶心。譬如说，工作中碰到极少数没有实权的哥们老爱在我面前秀家国情怀或者乱耍官腔，似乎不给他上一课就难解心头之恨。其实，咱也没有实力跟人家过不去，最有赚头的结果不过是互相恶心、两败俱伤。

人生格局三分由人捡，七分天注定。一个人走什么路，走多远，大多数情况下都是形势所迫或顺势而为，人生旅途能任性的事例并不多见。就我自己而言，当初从广西调往武汉、再从武汉调往北京，都存在着各种各样的必然因素，这些年来我抱怨的时候不多，境况其实不太坏，只是在某些敏感时刻会多愁善感地喝上几口。

既然是来到武汉与老朋友们叙旧，所有的话题自然都绕不开给武汉和全国人民带来深重影响的新冠肺炎。现在回过头来看新年伊始开始暴发的疫情，体会与当初大大不一样。最重要的是，我所熟悉的武汉呼吸科同行朋友全部都活了过来。人世间没有什么比不瘫痪、不痴呆地活着更重要的事，而且大伙儿都在复工复产中找回了昔日的工作激情和生活热力。关于武汉同行在抗击疫情中的英勇无畏和职业精神，我会在将来的文章中表达由衷的敬意，现在只说两点：一是武汉的医生大多认为政府确定的武汉封城时机是最佳节点；二是他们真心认可朝阳医院童朝晖副院长在武汉搏命期间所做的卓越贡献，一致认为他是个真货专家。

这两天心生的感慨离不开触景生情，更离不开从疫情中走过来的医

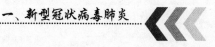

务人员人生观的变化。一位贤良淑德年轻貌美的护士长对我说,现在很容易被人感动,几天前接待北京年初逆行驰援武汉的几位护士回访,在交谈中一组人竟然能没有理由地相拥哭成一团。这种气氛,恐怕只有武汉这个特别看重人情味的城市才能烘托得出来,更重要的是,她们经历了生死,而且都没死,所以就哭了。

人心太复杂,我的心尤其复杂,想的事情历来与众不同。尽管整体而言能够奉行"大道至简"的原则,但多年以来的压抑感始终存在确是事实,社会毕竟是多元化的。往日的很多好事到今天变成了坏事,一些现在看来是走错的路将来有可能被证明是对的。但愿如此。

回一趟广西,体重增长不少;回一趟武汉,却引出诸多伤感。

(2020 年 9 月 26 日)

二、胸膜疾病

1. 理性面对恶性胸腔积液

恶性胸腔积液（MPE）可发生于几乎所有类型的恶性肿瘤晚期。美国每年因 MPE 而住院的患者达到 12.5 万人次。15％的肺癌患者于就诊时已出现了 MPE，50％的肺癌患者在病程中会出现 MPE。一旦出现 MPE，癌症患者的中位生存时间只有 3～12 个月。生存时间的长短主要取决于肿瘤的发生部位、病理类型及患者的一般情况等，其中肺癌，尤其是小细胞肺癌时间最短。

直到今天，国际权威综合医学杂志包括 *NEJM* 和 *JAMA* 等，以及呼吸专业主流杂志如 *AJRCCM*、*Thorax*、*ERJ* 和 *Chest* 等发表的临床研究论文，观察终点无一不在于住院时间、胸液引流量、胸膜固定术成功率、症状缓解、生存时间，以及效价经济指标等。国际上关于 MPE 最新的管理指南是英国胸科学会 8 年前制定的 BTS 2010 版，我们曾于 2014 年制定过中国的专家共识。指南认为，对于预期寿命超过 1 个月的 MPE 患者，不做任何处理，因为目前还没有行之有效的干预手段，任何治疗措施都不能达到根治的目的。

在过去 5 年当中，关于 MPE 的治疗性研究虽然没有取得令人惊喜的

38

突破性进展,但也有一些值得关注的新成果。譬如说:① 置管引流的疗效整体而言优于胸腔注入滑石粉固定术,前者显著缩短住院时间,并能减少其他处置措施的应用;② 每天抽液比隔天抽液更易于引起自发性胸膜固定,从而有利于减少 MPE 的生成;③ 置管引流后注入滑石粉行固定术比单纯引流使患者更受益;④ 小孔径引流效果优于大孔径引流管;⑤ 抽液或引流后无需注入纤溶剂。

胸膜固定术的机制是通过注入固定剂(硬化剂)使两层胸膜产生化学损伤,发生纤维化后粘连从而导致胸膜腔消失,MPE 即无从形成。如果决定采用固定术,最好的固定剂是滑石粉,其他品种的效果都不确切。问题来了,由于生产和销售药用滑石粉的利润空间很小,目前在国内没有供货。所以这事也只能说说而已,无药可用。

需要指出的是,上述"不做任何处理"指的是 MPE 管理本身,原发肿瘤的治疗还是需要区别对待的。譬如说,小细胞肺癌可以依据患者的一般情况进行化疗,适合靶向治疗的患者尽可能考虑给予用药。实际上,很多 MPE 患者的生存时间已经显著延长,超过 3~5 年者越来越多见。如今相关的科学论文在表述生存时间的时候,之所以仍然沿用原来的数据(3~12 个月),只是因为还没有新的统计学资料。在临床医学科学界,只有发表在正规学术杂志的数据才被普遍认可。

那么,被诊断出罹患 MPE 之后,患者及其家属应该怎么办?首先,应该认识到 MPE 毕竟是恶性肿瘤进展到晚期甚至终末期的一种表现,其本身不是独立的疾病。其次,出现 MPE 之后不再有手术机会,放疗已无帮助,如果不适合化疗或靶向治疗,则应该理性接受眼前的不幸,将所有的治疗重点放在减轻呼吸困难或其他症状上,以减轻人生终末阶段的痛苦。再次,奇迹之所以称为奇迹,因为它终究不是普遍规律或普遍现象,而且很多传说中的奇迹都是信口杜撰的,不可偏信,尤其不要相信一些非常规的治疗方法,以避免人财两空。

所以说,我国迫切需要关于临终关怀及死亡知识的普及教育。

(2018 年 5 月 18 日)

2. 恶性胸腔积液鉴别诊断的最新进展

胸腔积液的鉴别诊断历来是临床工作中的难题,即使经过规范的诊断程序包括最后动用内科胸腔镜之后,仍然会有 7.4% 的患者得不到病因学或病原学诊断(*Respiration* 2015,90:251-255)。

诊断恶性胸腔积液(MPE)的金标准是在胸水或胸膜活检组织中找到恶性细胞,难题在于并非所有的 MPE 都能找到恶性细胞。于是,人们便希望能找到无创的可溶性肿瘤指标来提高诊断效率。我们以前的研究表明,单个肿瘤指标的特异度虽然达到 85%～90%,但敏感度通常只有50% 左右,实际上不能满足临床的需求(*Thorax* 2008,63:35-41)。后来的证据进一步显示,联合检测多个肿瘤指标能提高诊断的准确性(*Respiration* 2017;94:62-69、*Chin Med J* 2016,129:253-258,以及 *J Thorac Dis* 2017;9,5220-5229)。对于恶性胸膜间皮瘤而言,测定血清间皮素有助于预测间皮瘤的早期发生,并且具有鉴别诊断的价值(*Respir Med* 2010,104:149-156 和 *BMJ Open* 2014,4:e004145)。

胸腔镜对于诊断 MPE 的价值早已得到呼吸科和肿瘤科大夫的广泛认同,我们自己的工作也证明了这一点(*BMC Pulm Med* 2017,17:109 和 *Oncol Lett* 2017,14:8092-8099)。将荧光技术应用于胸腔镜检查之中,可探查微小的胸膜病变并准确地辨认病变范围,大大提高诊断的敏感度及阴性预计值(*Chest* 2015,147:1395-1400)。我们的研究结果还进一步表明,那些不明原因的胸腔积液经胸腔镜检查仍然不能做出诊断而后生存时间超过 1 年者,几乎不可能是 MPE(*Respir Med* 2017,124:1-5)。

PET/CT 早在 1997 年就被报道可用于诊断 MPE,但由于敏感度和特异度都差强人意,迄今未获推荐应用于实际的临床工作。最近,我们建立了一个基于 PET/CT 的评分系统,可以明显提高其诊断 MPE 的效率(论文投稿待审中)。此外,我们还完成了一项应用 PET/MRI 诊断 MPE 的初步观察研究,发现 PET/MRI 的诊断效率优于 PET/CT(论文准备中)。相信该两项技术都将引起同行们的广泛关注,也将使拟诊为 MPE 的患者得到尽早地明确诊断。

上述所有的研究成果均出自本团队,基本上反映当今国内外关于 MPE 诊断的现状和进展。

(2018 年 5 月 27 日)

3. 结核性胸腔积液诊断的最新进展

结核性胸膜炎通常会引起胸腔积液,因此,结核性胸膜炎和结核性胸腔积液(TPE)这两个医学名词在日常工作中是可以互换的。

诊断 TPE 的金标准是:① 在胸水或胸膜活检组织标本中检测到抗酸杆菌或培养出结核分枝杆菌;② 或者在胸膜组织标本中观察到伴有干酪性坏死的肉芽肿组织,并除外其他可以引起肉芽肿病变的疾病;③ 胸腔积液伴随有肺部浸润阴影,痰液检测到抗酸杆菌或培养出结核分枝杆菌时,亦可诊断为 TPE。

内科胸腔镜检查术诊断 TPE 的效能是很神奇的,尤其适用于病灶呈斑点状局限分布者。胸腔镜术获取病变胸膜组织进行病理学检查、抗酸染色，以及结核分枝杆菌培养，对 TPE 的诊断效能几近 100%（*Respiration* 2015，90：251-255 和 *Respir Med* 2015，109：1188-1192）。

胸腔镜术毕竟是有创的检查手段，自带一定的风险，不一定适合所有的 TPE 拟诊患者。于是，人们在寻找能够诊断 TPE 的可溶性生物学指标方面的努力一直没有停止过。

研究最多的是腺苷脱氨酶（*Respir Med* 2008，102：744-754）。腺苷脱氨酶在结核负担很轻的发达国家诊断 TPE 的效能相当高。合并 HIV 感染的患者，即使 CD4$^+$ T 细胞计数非常低，其胸水 ADA 水平仍然升高。整体而言，腺苷脱氨酶在我国临床实际应用的价值并不十分可靠。

γ-干扰素诊断 TPE 的准确性优于腺苷脱氨酶（*Chest* 2007，131：1133-1141），但因为检测方法烦琐耗时，目前指南只推荐腺苷脱氨酶而不推荐 γ-干扰素。需要指出的是，应用 γ-干扰素释放试验包括 T-SPOT，大约 20% 的非结核患者将被误诊为 TPE 而接受抗结核治疗，而约 25% 的患者则将被漏诊。因此，目前尚无证据表明 T-SPOT 可用于诊断 TPE（*Respirology* 2011，16：473-480）。

我们最近几年的研究发现，白介素-27 诊断 TPE 的敏感度和特异度分别高达 92.7% 和 99.1%，是良好的指标（*PLoS ONE* 2012，7：e40450、*Chin Med* J 2013，126：3215-3221 和 *Thorax* 2018，73：240-247）。

上述所说的研究成果全部出自本团队，基本上反映当今国内外关于 TPE 诊断的现状和进展。有专家认为，最近推出的新技术 X-pert 对于肺结核具有很好的诊断价值，我也注意到了其诊断 TPE 的研究报道。由于对这一指标不抱太大的希望，我们直到今天也没开展这方面的研究。实际上，国外研究的结果也确实不甚理想。

那么,接下来我们最该做的工作是什么?对于像我国这样的结核大国来说,可靠的新技术固然十分重要,同样重要的是静下心来切实做好最基本的工作。譬如说,发达国家在 TPE 患者的胸水标本检查抗酸杆菌的阳性率可以高达 25%,即使不借助影像学定位或引导,胸膜闭式活检的阳性率也能高达 50%。咱们国家这两项基本检查的阳性率普遍十分低下。

仅仅是做好日常工作中最基本的两个步骤,就能使得半数以上的 TPE 患者得到确诊。这就说明,我们在这些方面的工作无论如何强调工匠精神都不过分。

(2018 年 5 月 28 日)

4. 结核性胸膜炎的治疗

结核性胸膜炎可见于新发结核病例,亦可见于复发病例。约 25% 的成人结核病患者以肺外结核病为首发表现,结核性胸膜炎是肺外结核病最常见的形式之一,仅次于淋巴结结核。结核性胸膜炎的治疗主要有 3 个目标:①预防继发活动性结核病;②缓解症状;③预防胸膜纤维化的发生。

如果痰中抗酸杆菌及结核分枝杆菌培养为阴性,则无需要求结核性胸膜炎患者卧床休息和隔离。

(1)抗结核药物治疗:对所有肺结核和肺外结核病的推荐抗结核治疗方案如下:初治结核病 6 个月的治疗方案应当包括 2 个月的异烟肼、利福平和吡嗪酰胺联合治疗(见附表)。巩固期为异烟肼和利福平联合治疗 4 个月。如果病原体对异烟肼和利福平都敏感,也可采用二者联合治疗 9 个月的方案。

上述推荐方案对于单纯结核性胸膜炎的治疗强度可能过大,因为造成结核性胸膜炎的病理生理学异常的部分原因是超敏反应,而其结核分枝杆菌负荷量较低。结核性胸膜炎的抗结核治疗时间无须长于包括肺结核在内的其他部位的结核病,治疗方案中不使用吡嗪酰胺也能取得良好的疗效。

经过治疗,绝大多数结核性胸膜炎患者症状都能逐渐缓解,影像学异常也逐渐好转。2周内即可退热,但发热时间也可长达2个月。如果在抗结核治疗同时对患者进行治疗性胸穿,大部分患者可在5天内退热。胸水完全吸收的平均时间约6周,但也可长达12周。

(2)治疗性胸腔穿刺术:胸穿不仅有助于诊断,且可解除心肺及血管受压,缓解呼吸困难症状,防止纤维蛋白沉着与胸膜增厚,有助于被压迫的肺迅速复张,使肺功能免受损害,还能减轻结核中毒症状。值得注意的是,彻底引流胸水并不能降低胸膜增厚的发生率。

每次胸穿抽液量不宜超过1.5L,两次抽液间隔不短于2小时。过快、过多抽液可使胸腔压力骤降,容易发生肺水肿或循环障碍。此种由抽胸水后迅速产生的肺复张后肺水肿,表现为剧烈咳嗽、气促、咳大量泡沫状痰,双肺满布湿啰音,X线胸片显示肺水肿征。此时应立即吸氧,酌情应用糖皮质激素(简称激素)及利尿药,控制入液量,严密监测病情与酸碱平衡。

胸穿操作过程中若发生头晕、冷汗、心悸、面色苍白、脉搏微弱、四肢冰凉等所谓"胸膜反应"时,应立即停止抽液,使患者平卧,必要时皮下注射0.1%肾上腺素0.5 ml,密切观察病情,注意观测血压,防止休克。

(3)糖皮质激素的使用:大约50%的患者可能在抗结核治疗后6～12个月出现一定程度的胸膜增厚。胸水中葡萄糖浓度低、乳酸脱氢酶浓度高或细胞因子浓度高的患者发生胸膜增厚的可能性较大;存在包裹性胸腔积液的患者继发胸膜增厚的概率更高。

理论上说,利用激素的抗炎作用可以减轻胸膜炎症,降低胸膜血管通透性,减少胸水生成,防止胸膜粘连和增厚,但随机对照试验结果并不支持这样的说法。因此,没有足够的证据证明激素的应用对结核性胸膜炎的治疗有效。

关于治疗结核性胸膜炎时激素的应用推荐如下:如果患者症状较重,推荐进行治疗性胸穿;如果患者在治疗性胸穿后持续存在严重的全身症状,如高热、剧烈胸膜炎性胸痛等,推荐隔日口服泼尼松 1 mg/kg,急性症状缓解则迅速减量至停药。注意,要在有效抗结核治疗的前提下给予激素治疗。

(4)胸腔内注射纤维蛋白溶解剂:胸腔内注射纤维蛋白溶解剂是通过降解胸膜腔中的纤维蛋白,从而降低结核性胸腔积液的黏稠度,解除胸膜粘连及分隔,避免或减少多房包裹性胸腔积液形成,降低后期胸膜增厚的发生率。

与全身用药不同,胸腔内注射纤维蛋白溶解剂极少出现免疫介导的不良反应或出血倾向等并发症。对多房性胸腔积液、单纯引流效果不佳的患者,推荐抗结核治疗的同时,早期进行胸液彻底引流及纤维蛋白溶解剂如尿激酶、链激酶等改善胸水引流,以减轻胸膜粘连。

(5)特殊类型结核性胸膜炎的治疗

①合并 HIV 感染的结核性胸膜炎。合并 HIV 感染的结核性胸膜炎患者,其治疗原则与无 HIV 感染的患者相同,但需密切关注利福平和抗逆转录病毒药物之间的相互影响。利福平对细胞色素酶 P450 具有显著的诱导作用,应当避免与蛋白酶抑制药及除依法韦仑外的大部分非核酸

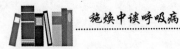

逆转录酶抑制药联用,或将利福平改为相当剂量的利福布汀。尽管如此,当选择抗逆转录病毒药物中包含依法韦仑,或需要联合应用两种核酸转录酶抑制药(如替诺福韦和恩曲他滨)时,仍可选择含利福平的抗结核治疗方案(见附表)。

有观点认为激素的应用有增加 HIV 阳性患者发生机会性感染的可能;但也有相反的观点认为,应用激素可抑制病毒复制及淋巴细胞活化,从而减缓 AIDS 的病情进展。临床研究表明,激素不能延长患者的生存时间,并有可能增加 Kaposi 肉瘤发生的风险,因此不推荐给予合并 HIV 感染的结核性胸膜炎患者激素治疗。

②结核性脓胸。结核性脓胸的诊断涉及两个方面:一是确认胸膜结核感染的存在;二是胸膜腔内脓肿的出现。结核性脓胸按病程分为渗出期、纤维素期、机化期。结核性脓胸诊断成立后应尽早行 CT 检查以利于分期和制定治疗方案,力争于渗出早期进行干预,避免出现慢性脓肿,因为后者病死率明显升高。

尽管抗结核药物难以在脓腔内达到有效的浓度,但按照上述抗结核方案用药仍然是基础的治疗策略。在治疗结核性脓胸的过程中,要注意到耐药的可能,强调做结核分枝杆菌培养及药敏试验,以便指导选择敏感的抗结核药物。

为保护和恢复患侧肺功能,并有利于结核性脓胸的治疗,建议渗出期尽可能做胸穿抽吸脓液,必要时肋间置管引流。纤维素期建议以胸腔镜检分离纤维分割,并置管引流。机化期应考虑以大口径引流管置管引流,当胸膜轻度增厚时(<2 mm)可考虑胸腔内注射纤维蛋白溶解剂。出现支气管胸膜瘘是结核性脓胸严重的并发症,必须及早给予肋间置管引流,并依据引流效果决定是否采取外科手术干预。

胸膜剥脱术的手术创面很大,但也不失为一种处理结核性脓胸的有效方法,可彻底松解增厚的壁层和脏层胸膜,还能最大限度地保留肺功能。患侧肺脏受损时,可以施行胸膜肺叶或全肺切除术。需要指出的是,做肺叶或全肺切除术应特别审慎,并应在经验丰富的结核专科医院胸外科实施这样的手术,以减少并发症及降低病死率。肺叶或全肺切除术之后有可能会出现胸膜残留腔,此时不再有肺脏可以填充这样的残留腔,如果没有条件施行肌瓣成形术,则可以考虑施行胸廓成形术。

为避免结核病播散,外科手术应该在严格抗结核治疗 6 个月待脓肿结核分枝杆菌转阴之后再施行。

附表　结核性胸膜炎的药物治疗

分组	推荐用药	说明
HIV 阴性患者	2 HRZE/4 HR	如肺部存在空洞病灶,且治疗 2 个月后痰培养仍为阳性,则应将疗程延长至 7 个月。
HIV 阳性患者		合并 HIV 感染的结核性胸膜炎患者开始抗逆转录病毒治疗的时机取决于 $CD4^+$ T 细胞计数:如果 $CD4^+$ T 细胞计数 $<0.10\times10^9$/L,在抗结核治疗 2 周或 2 周以上时开始抗逆转录病毒治疗;0.10×10^9/L$<CD4^+$ T 细胞计数 $<0.35\times10^9$/L,在抗结核治疗 2 个月之后开始抗逆转录病毒治疗;$CD4^+$ T 细胞计数 $>0.35\times10^9$/L,在抗结核治疗结束后开始抗逆转录病毒治疗。
	2 HRZE/4 HR	抗逆转录病毒治疗方案选用非核苷类似物反/逆转录酶抑制药和 2 种核苷/核苷酸类似物反/逆转录酶抑制药的复方制剂(如依非韦伦 ＋ 恩曲他滨 ＋ 替诺福韦)的 HIV 患者可选用利福平。

（续　表）

分组	推荐用药	说明
	2 HRbZE/4 HRb	对接受蛋白酶抑制药治疗的患者,应用利福布汀替代利福平。
		此类患者抗逆转录病毒治疗方案应为恩曲他滨/替诺福韦加用以下任一种药物:洛匹那韦/利托那韦,福沙那伟/利托那韦,阿扎那韦/利托那韦,或达如那韦/利托那韦。
		治疗期间应当定期检测 HIV-RNA 的水平以反映逆转录病毒药物的活性是否有降低的趋势。

E＝乙胺丁醇,H＝异烟肼,R＝利福平,Rb＝利福布汀,Z＝吡嗪酰胺

（2018 年 6 月 7 日）

5. 关于胸腔积液抽液的几个问题

胸腔积液(简称胸液)是指由胸膜、肺脏及肺外疾病导致过多液体在胸膜腔的积聚。患者的病史资料和体检发现通常可以为胸液的鉴别诊断提供重要的线索,但要做出明确诊断时必须行胸腔穿刺术(简称胸穿)收集胸液进行检测,且应首先判断是渗出液还是漏出液,在此基础上争取尽快做出病因诊断。

胸穿有一定的创伤性,其相关的并发症包括穿刺部位疼痛、气胸、复张性肺水肿、出血(包括血肿、肋间动脉撕裂及肝脏或脾脏刺伤等)、血管迷走性事件(胸膜反应)、一过性低氧血症、穿刺孔道恶性肿瘤种植及胸穿所用的麻醉药或消毒剂的不良反应等。现将与胸穿相关的几个常见临床

问题介绍如下。

(1)胸穿后气胸的发生:胸穿后气胸并发症的发生率为6.0%,出现气胸后有34.1%的患者需要胸腔置管引流排气。使用超声引导或定位穿刺可以明显降低气胸发生的风险。训练有素的操作者气胸的发生率(3.9%)明显低于低年资医师(8.5%)。此外,治疗性胸穿出现气胸的概率明显高于诊断性胸穿;胸穿过程中患者出现胸痛或咳嗽等症状提示术后发生气胸的可能性也较大(*Arch Intern Med* 2010,170:332-339)。实时超声引导或定位下进行胸穿可降低气胸的发生率。

(2)抽液量多少为宜:英国胸腔协会制定的新版指南中推荐,诊断性胸穿时以 50 ml 注射器配中号针头在超声定位或引导下抽取 50~60 ml 胸液即可满足一般的常规、生化、病原学及细胞学等检测的要求[*Thorax* 2010,65(Suppl 2):ii4-17]。也有学者指出,由于不同患者胸液中的细胞成分及标本处理过程不同,适当增加送检标本量可提高检出恶性细胞的阳性率。

对于恶性胸液,治疗性胸穿的抽液量应视患者当时的症状如咳嗽、胸部不适等情况而定,单次抽液量不宜>1500 ml[*Thorax* 2010,65(Suppl 2):ii32-40],目前没有循证医学证据支持首次胸穿抽液量要<1000 ml 的说法。大量恶性胸液需要胸腔置管引流时,首次排液量不宜超过 1500 ml,以后每间隔 2 小时排液 1500 ml。排液过程中如果患者出现胸部不适、持续咳嗽或胸膜反应时应随时终止操作。

(3)复张性肺水肿:少数胸液患者胸穿排液后会出现复张性肺水肿这一比较严重的并发症,由于其病死率可高达20%,所以是一个非常重要的临床问题。Feller-Kopman 等回顾分析了 185 例连续入组的胸穿抽液患者,全部患者每次抽液量均>1000 ml,结果只有 1 例出现明确的复张性肺水肿,经过利尿药和持续正压通气后很快康复,抽液量更多的其他患者均未出现复张性肺水肿。可见,复张性肺水肿的发生率并没有我们想象的高,其出现也未必与抽液量相关。目前尚无关于抽液速度与复张性肺水肿关系的报道,有兴趣的同道可进行研究。

(4)有出血倾向患者胸穿的安全性:以往的观点认为,胸穿应要求患者的凝血功能指标如国际标化率及血小板计数在正常范围内,如不正常,则需要输注血液制品纠正,或暂停胸穿等待凝血功能恢复至正常后再行操作。最近的研究发现,即使存在凝血功能障碍或有明确的出血倾向时,胸穿也是很安全的,且无需术前输注血小板或其他新鲜血液制品。

综上所述,胸穿是各临床科室尤其是呼吸内科常见的有创操作之一,整体而言比较安全,但意料之外的并发症在所难免。出现并发症如气胸、出血或复张性肺水肿后,只要密切观察,及时处置,通常可避免严重情况的发生。

最后指出,美国自 2004 年 1 月 1 日至 2011 年 12 月 31 日 8 年间共有 14 例胸穿部位错误地发生在健侧肺,导致其中 2 例死亡(*JAMA Surg*,2014,149:774-779)。分析发现,签署胸穿知情同意书、注重医患沟通、术前结合影像学和现场体检核实穿刺部位、加强对操作者的培训、强调团队协作、术后重视监测和随访等措施可最大限度地减少或避免此类悲剧的发生。

(2018 年 7 月 10 日)

6. 恶性胸腔积液应该尽可能排放

过去几年来,国际上关于恶性胸腔积液(MPE)管理的主要措施逐渐趋于一致。普遍认为,尽管基于滑石粉的胸膜固定术在控制 MPE 方面也有一定的成效,但整体而言还是胸腔埋管引流更值得称道。至于埋管引流的执行方案则迄今未达成共识。最近有研究指出,每天排液比隔天排液更易于引起自发性胸膜固定,从而有利于减少 MPE 的生成。

另外一个问题是,是每天排液好,还是依据症状排液效果更好?依据症状的意思是只有当患者出现难以忍受的呼吸困难等症状时才排液。来自西澳大利亚大学的 Dr. Gary Lee 领衔的国际多中心研究 AMPLE-2 的结果完美地回答了这个问题。我忘了 Dr. Lee 的中文名字,他是香港人,年龄和我差不多,我们见面交谈一半说粤语,一半说英语。

AMPLE-2 研究已在 *Lancet Respir Med* 发表了网络版,题为 *Aggressive versus symptom-guided drainage of malignant pleural effusion via indwelling pleural catheters*(AMPLE-2):*an open-label randomised trial*(doi:10.1016/S2213-2600(18)30288-1)。该研究在澳大利亚、新西兰、中国香港及马来西亚的 11 个医学中心进行,87 例出现症状的 MPE 患者按 1:1 比例随机分为两组,一组每天给予积极的排液,另一组则依据症状决定排液的间隔时间。主要的观察指标为日常呼吸困难评分,次要指标包括自发胸膜固定的发生率以患者自我评估的生活质量(以 EQ-5D-5L 标量评估)等。

AMPLE-2 研究显示,积极排液组和依据症状排液组的日常呼吸困难评分的几何均数分别为 13.1 mm(95% CI 9.8～17.4)和 17.3 mm(13.0～22.0),两组没有统计学差异(P=0.18)。积极排液组患者在 60 天时及 6 个月后的胸膜固定发生率显著高于依据症状排液组。积极排液组患者自我评估的生活质量也明显优于依据症状排液组。两组患者的胸痛、住院时间、病死率等均无显著差异。

从 AMPLE-2 研究中,我们可以明确知道积极排液和依据症状需要排液对于 MPE 患者来说,都能很好地控制呼吸困难的症状,积极排液在促进胸膜自发固定方面则更行之有效。临床医师是乐于看到 MPE 后自发形成胸膜固定的,因为胸膜固定意味着胸膜腔消失,MPE 随即不能够再发生,大大有利于改善患者的生活质量。

我们可以从这样的临床试验感受到严谨的医学研究数据的力量所在。即使不做这样的研究,我们在经验上也可以有这样的感觉:既然胸腔中有了积液,尽可能抽干终归是有利的。问题是,经验再重要也只是经验,不能理论化,不能够成为医学证据用以指导他人的临床实践。AMPLE-2 研究结果出来之后,现行的 MPE 管理指南必定就会随之做出更改:推荐采取更加积极的态度尽可能排干 MPE(目前指南推荐的是,对于没有症状的 MPE 不做任何处理)。

本人是 AMPLE-2 研究的审稿人之一,我的审稿意见言简意赅,只有半截句子:In my opinion, this manuscript does not need a revision.

(2018 年 8 月 8 日)

7. 积极排放胸腔积液不会因为蛋白丢失而加重病情

有一项预测恶性胸腔积液(MPE)预后著名的 LENT 研究,于 2014 年发表在 *Thorax*(*Thorax* 2014, 69: 1098-1104)。该研究结果表明,LENT 评分对于判断预后的价值明显优于临床表现评分,现在已被越来越多的临床研究用以确定 MPE 患者的入组标准。

LENT 评分体系由 4 个指标构成:L 为胸水乳酸脱氢酶浓度,E 可以理解为临床表现评估（准确名称是 Eastern Cooperative Oncology Group performance score），N 为外周血中性粒细胞与淋巴细胞的比值，T 为肿瘤类型。胸水中的蛋白浓度作为胸水检测最常用的指标之一，理所当然进入 LENT 评分最初的考察，但总蛋白或白蛋白浓度与的生存时间没有关系。也就是胸水蛋白对于 MPE 的预后没有影响。

2015 年，英国发表了 6 家医院共 672 例次 MPE 埋管引流患者预后的分析资料，也没有提到胸水蛋白与生存之间的关系，倒是发现一个有趣的现象：埋管后导致胸膜腔感染（亦即所谓脓胸）居然可以延长 MPE 患者的生存时间（*Chest* 2015，148：235-241）。这个事情值得进一步研究。道理初步也说得通，那就是局部感染也许能增强机体的抗肿瘤免疫反应。

最近几年关于 MPE 埋管引流的临床研究取得了一些令人耳目一新的成果，改变了以往的不少观点。现在，人们趋于接受埋管引流的疗效优于胸膜固定术，每天积极抽液比隔天或者出现呼吸困难症状之后才被动抽液更易于引起自发性胸膜固定，从而有利于减少 MPE 的生成。在这些重要的研究中，没有看到其中任何一项将蛋白浓度的变化列入观察指标。换句话说，如果蛋白浓度的高低对 MPE 预后能产生重要的影响，人们没有理由不注意到这一方面的数据。

在医疗实践中，医师和患者都有可能对某种貌似合情合理的医学现象产生错觉。譬如说，发现心脏的冠状动脉存在狭窄，很多人就会认为安装心脏支架总是有益无害的；再譬如说，看到有吸烟者能活到耄耋之年，很多人就会认为吸烟并无大碍；还譬如说，危重症患者出现低蛋白血症，很多人就会觉得输注人血白蛋白很有必要。这样的例子很多，其实都是不对的。

只要关注国内外的医学科学进展动态，你就明白经验可能很重要，但不一定是正确的,正确的结论必定源自严谨临床医学研究的结果。以低蛋白血症为例,《新英格兰医学杂志》早在 2004 年就发表了大型研究的结果,指出应用白蛋白补充血容量对于出现低蛋白血症的危重症患者转归的影响和生理盐水是一样的(*N Engl J Med*,2004,350:2247-2256)。更值得注意的是,因为脑损伤出现低蛋白血症而补充人血白蛋白者的病死率,甚至比只接受生理盐水进行液体复苏者更高(*N Engl J Med*,2007,357:874-884)。总之,对于入住 ICU 的危重症患者进行液体复苏时,应该首先考虑使用生理盐水,即使出现低蛋白血症也不应该盲目补充白蛋白。

言归正传,假如 MPE 的蛋白浓度为 40 g/L,每天排液 1.5 L,理论上就会因为排液而导致 60 g 的蛋白丢失。但是,不可能每天都能引流这么多的液体。在 ASAP 研究(*Am J Repsir Crit Care Med* 2017,195:1050-1057)中,每天积极排液组有 47% 的患者出现自发胸膜固定,自开始治疗至出现胸膜固定的中位时间为 54 天,之后就没水了,也就不存在蛋白丢失这种事了。另一方面,既然积极排液的疗效较好,患者的生存质量就会提高,食欲因此会有所改善,丢失的蛋白则可以从饮食中得到补充。

目前看来,除了靶向治疗能够延长部分肺腺癌胸膜转移导致 MPE 的患者的生存时间之外,没有证据显示其他治疗有此作用。既然所有的临床研究的结果都不支持积极排液会因为招致蛋白丢失而加重患者的病情一说,那么从这个层面来说,这一担忧就是没有必要的。

必须指出,"积极排液不会因为蛋白丢失而加重恶性胸腔积液患者的病情"是根据现有的认识进行推理得到的判断,迄今尚无直接的证据。医学科学的魅力正在于总有数不清的课题值得探讨,以期造福于患者。如果各位同行感兴趣,可以开展此方面的临床研究工作。譬如说,观察埋管引流对于血浆蛋白浓度的动态影响。也可以将 MPE 患者随机分为两组,一组给予静脉输注人血白蛋白,另一组输注安慰剂,然后记录两组患者的转归和预后。

如果你能提供确切的临床证据显示,积极排液因为丢失大量的蛋白从而加重 MPE 患者的病情,甚至缩短其生存时间,那么,你对于呼吸医学进步的贡献是很大的。

(2018 年 8 月 11 日)

8. 渗出液和漏出液的鉴别诊断

胸腔积液的形成是由于胸腔液体的入量多于出量造成的,其机制包括:肺毛细血管压增高(如充血性心力衰竭)、血管通透性增高(如肺炎)、胸腔内压力变小(如肺不张)、血浆胶体渗透压降低(如低蛋白血症)、胸膜通透性增高及淋巴液的循环受阻(如胸膜恶性肿瘤或感染)、膈下炎症(如肝脓肿),以及胸导管破裂(如乳糜胸)等。多种疾病可以导致胸腔积液,在成人中引起胸腔积液最常见的原因为恶性肿瘤、结核杆菌感染、肺炎、肺栓塞及心力衰竭,在幼儿胸腔积液则多见于肺炎。

对胸腔积液患者评估的第一步是判断胸腔积液性质是渗出液还是漏出液。由于流体静压和胶体渗透压失衡引起胸液蓄积而导致漏出液的产生。漏出液的主要病因是充血性心力衰竭、肝硬化和肺栓塞等。当影响胸液蓄积的局部因素发生改变时则产生渗出液。渗出液的主要病因有肿瘤、结核、肺炎及肺栓塞等。

(1)关于 Light 标准:1972 年,Light 等发表了鉴别诊断渗出液和漏出液的标准,这就是沿用至今的 Light 标准(*Ann Intern Med* 1972,77:507-513)。诊断渗出液的标准是符合以下至少一个条件:① 胸液/血清蛋白比值＞0.5；② 胸液/血清乳酸脱氢酶(LDH)比值＞0.6；③ 胸液 LDH 水平＞血清 LDH 正常值上限的 2/3。

Light 最近回忆说,当初他花费 2 年时间收集 150 例连续入组的胸腔积液患者进行该项研究时还是一名见习医师。研究过程中所有胸液标本的处理、检测及资料分析等工作都是出自他本人之手。论文完成之后于 1971 年将摘要投到美国胸腔学会要参加年会遭到拒绝,到了第二年即 1972 年论文才被 *Ann Intern Med* 接收发表。

Light 标准发表之后的最初 17 年里,没有人关注到这么一回事。直到 1989 年,Light 标准才首次被提及。此后,有不少研究比较了其他指标与 Light 标准对于鉴别诊断渗出液和漏出液的效率,结果全都显示 Light 不失为"最佳标准"。于是一用就是 40 年,目前尚无可以取而代之的其他标准。

然而,关于 Light 标准也并非从来没有不同的声音。Light 当初提出上述标准时,他们自身的资料显示 Light 标准区别渗出液和漏出液的敏感度和特异度均接近 100%。后来的几项研究未能重复得到 Light 等那样几近完美的结果。在这些研究中,应用 Light 标准甄别渗出液时,其敏感度依然很高,均＞95%,但特异度均＜78%。因此,人们倾向于认为 Light 标准对于诊断渗出液的确具有良好的准确性,但对于诊断判断漏出液则不是一个很好的标准。

Joseph 等比较了胸液 LDH 浓度绝对值、胸液/血清 LDH 比值,以及胸液/血清总蛋白比值对于鉴别诊断渗出液和漏出液的价值,发现胸液 LDH 浓度的诊断效率最高,胸液/血清 LDH 比值则几乎没有诊断意义,而联合应用胸液 LDH 浓度和胸液/血清总蛋白比值则可以明显提高诊断效率。

早期的研究显示,胸液 LDH 浓度对于鉴别诊断胸腔积液的效能优于胸液/血清总蛋白比值。这可能与在渗出液条件下胸膜腔局部产生的 LDH 较多,而漏出液条件下产生的 LDH 较少有关。此外,之所以选择胸液/血清总蛋白比值而非胸液总蛋白浓度作为诊断指标,是因为胸液蛋白浓度显著受到血清蛋白水平的影响。另一方面,胸液中的 LDH 浓度并不受到血清 LDH 浓度的影响:那些胸液 LDH 浓度高而血清 LDH 浓度低的漏出液患者便容易被错误定性为渗出液。

由于争议从未间断过,Light 于 2007 年给 *Chest* 杂志编辑部写了一封信,旗帜鲜明地捍卫自己提出的 Light 标准。Light 认为如此简单的诊断标准作为"金标准"几近完美,因为其诊断效率高达 96%。即使在理论上有可能存在比 Light 标准更好的新指标,而要证实这样的新指标优于 Light 标准,则必须募集到超过 13 000 例患者才能达到足够大的统计效能。Light 奉劝同行们最好放弃寻求诊断渗出液更好的新指标的努力,而将工作的重点转移到寻找渗出液的确切病因及改善胸腔积液的临床管理上来。

(2)关于其他指标:分析胸腔积液可以发现有多种多样的可溶性指标可能有助于诊断和鉴别诊断各种原因导致的胸腔积液。尽管 Light 标准鉴别诊断渗出液的正确率几达 100%,但其对漏出液的误诊率毕竟也高达 10%~30%。需要指出的是,很多误诊的患者都接受利尿药治疗。这部分被误诊为渗出液的患者将不可避免地接受某些有创检查如闭式胸膜活检、胸腔镜术,甚至剖胸探查等。所有这些检查对于漏出液而言都是不必要的,反而加重患者的心脏或者肝脏功能损害,无形中增加病死率。同样值得担忧的是,误诊很多情况下即意味着误治,将漏出液当成渗出液治疗有可能导致无可挽回的不良后果。

因此,人们一直在努力寻求其他新的指标,如胸液胆固醇浓度,血清-胸液白蛋白梯度等。尽管这些指标在甄别漏出液方面的准确率明显优于Light标准,但其代价是误诊相当比例的渗出液。随后,有人指出联合检测胸液LDH和胆固醇对于鉴别诊断渗出液和漏出液的准确性高达99%。另有报道胸液/血清胆碱酯酶比值也可以作为Light标准的另一个替代标准,因为其正确诊断99%的漏出液和98%的渗出液。

在实际工作中如果遇到较多的漏出液,除了继续使用Light标准,现在倾向于认为还是有必要选择其他具有更高特异度的替代指标。

如果某一例临床上高度怀疑为漏出液的患者套用Light标准判定为渗出液,而各项指标刚好超过Light标准,如符合以下情况:① 胸液/血清蛋白比值0.5～0.65;② 胸液/血清LDH比值>0.6～1.0;③ 胸液LDH水平>血清LDH正常值上限的2/3,但不超过此上限,此时的确应该特别慎重。对于这部分患者可以参考血清-胸液白蛋白梯度或者血清-胸液总蛋白梯度,如果前者>12 g/L或后者>31 g/L,那么胸液极有可能为漏出液。Romero-Candeira等研究了64例漏出液患者,结果发现Light标准正确诊断了75%的患者,血清-胸液白蛋白梯度和血清-胸液总蛋白梯度正确诊断的比率则分别提高到86%和91%。

鉴于相当多的漏出液病因为充血性心力衰竭,很多时候直接确立心力衰竭的存在尤为重要。当心室压力和容量有所增加时,氨基末端脑钠肽前体的产生以及释放进入血液循环显著增多。检测胸液和血清中的氨基末端脑钠肽前体浓度已经被证实为诊断心源性漏出液一个可靠的指标。

(3)分清漏出液和渗出液之后:正确鉴别诊断漏出液和渗出液之后,针对漏出液所需要做的事是对引起漏出液的原发原因进行治疗,如控制心力衰竭或改善肝功能等。对于渗出液则应该尽最大努力寻找到引起胸液的原发病因。

任何时候都应当重视临床症状、体征、个人史和既往史所提供的诊断线索。关于渗出液的进一步检查，常规包括有核细胞计数和分类、涂片和微生物培养、葡萄糖和乳酸脱氢酶测定、肿瘤标志物和结核性标志物检测、细胞学分析等。

胸液细胞以中性粒细胞为主（＞50％）提示胸膜病变为急性期，中性粒细胞持续存在或者出现变性坏死则提示为细菌感染性胸膜炎；以单核细胞为主提示慢性过程；以小淋巴细胞为主提示患者很可能为肿瘤性或结核性胸膜炎，这种情况也见于冠状动脉旁路手术后。大约 2/3 的嗜酸粒细胞性胸腔积液（嗜酸粒细胞＞10％）见于血胸或气胸，在肿瘤或结核性胸腔积液中嗜酸粒细胞增多并不常见，除非患者进行过反复胸腔穿刺。

胸液离心沉淀物涂片可发现真菌，但结核分枝杆菌阳性率很低，除非患者有结核性脓胸或合并获得性免疫缺陷综合征。胸液培养出需氧菌或厌氧菌可以明确感染性胸液的病原菌。在床边将胸液接种至血培养瓶有助于提高培养的菌落数量。考虑患者可能存在结核杆菌或真菌感染，则均需要做相应的病原体培养和鉴定。

胸液葡萄糖浓度降低（＜3.3 mmol/L），提示可能为严重的肺炎旁胸腔积液或恶性胸腔积液。胸液 LDH 水平与胸膜炎症程度相关，在原因未明情况下每次抽取胸液都要做该项检查。LDH 持续增高提示炎症程度在加重，应考虑有创检查以明确诊断；相反，LDH 水平逐步下降，可以考虑减少诊断性有创检查。

由于只有不到 40％的结核性胸液培养结果为阳性，故可以选择其他方法如测定胸液干扰素-γ、腺苷脱氨酶或白介素-27 的浓度用于协助诊断。这三种可溶性指标浓度增高对于诊断结核性胸腔积液均具有较高的

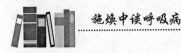
敏感度和特异度。理论上说,胸液 PCR 如检出结核杆菌 DNA 则可以确诊结核性胸膜炎,但因其假阳性率较高,在实际工作中基本上是不可靠的。此外,检测胸液中的释放干扰素-γ 的 T 细胞对于诊断结核性胸腔积液没有参考价值。

某些肿瘤标志物如癌胚抗原、细胞角蛋白片段 21-1、糖类抗原如 CA125、CA15-5 及 CA19-9 等有助于 MPE 的诊断。这些可溶性指标的敏感度普遍不高,一般波动在 40%～60%,但特异度相对较高,可以达到 80%～90%,因此具有一定的参考价值。联合检测多种肿瘤标志物可提高其诊断效率。此外,胸液间皮素浓度升高提示恶性胸膜间皮瘤的诊断。

胸液细胞学是诊断恶性胸腔积液最简单的方法,其诊断效率与原发性肿瘤的类型及其分化程度有关,波动在 62%～90%。多次细胞学检查可以提高阳性率。

除了上述的检查手段,还有一些其他方法。经过一系列的检查如果还不能确诊,就非常有必要考虑有创检查如胸腔镜术甚至开胸检查。

综上所述,处理胸腔积液一般分为两个步骤。第一步首先鉴别诊断胸液为漏出液还是渗出液,第二步采取不同的措施分别对待两种不同性质的胸液。前者重在治疗引起漏出液的原发病如心力衰竭或肝硬化等;后者重在找出引起渗出液的原发病如恶性肿瘤或结核杆菌感染等。

由于 Light 标准具有简单易于记忆、检测方法简便而经济,以及准确稳定三个优点,迄今仍然是鉴别诊断漏出液和渗出液最好的指标。尽管应用 Light 标准有可能导致 10%～30% 的漏出液被误诊为渗出液,考虑到这部分患者中的大多数正在接受利尿药治疗,此时补充检测其他一些指标将会大大提高诊断效率。

(2018 年 8 月 26 日)

9. 恶性胸腔积液患者的预后评估

恶性胸腔积液(MPE)预后不良,目前尚无有效的治疗手段。除非适合接受靶向治疗,否则,患者的中位生存时间只有 3～12 个月。做好MPE 预后或者说生存时间的评估具有两个方面的意义。

第一,医师在和患者家属沟通病情时,可以将预后评估结果告知他们,使得他们了解患者大致的生存时间,帮助他们决定今后选择治疗的意愿。对于预期寿命不超过 1 个月的患者,通常采用治疗性胸穿放液以缓解呼吸困难等症状。对于预期生存超过 6 个月的患者,可以采用埋管引流和(或)胸膜固定术以期提高生活质量。

第二,医师在临床试验中以预后评估结果作为募集受试者或进行分组的依据,使得研究方案更合理,结果更能指导临床实践。

在这一方面,2014 年发表的 LENT 研究(*Thorax* 2014,69:1098-1104)已经得到了普遍的认可,我们近期的临床研究也开始引用 LENT评分。LENT 评分共 11 分,将患者的分为低(0～1)、中(2～4)、高风险(5～7)3 组。LENT 评分的缺点也很明显,那就是其准确性不是很高,只能提供一个大致的信息。当然,这种缺陷的首要原因是 MPE 的构成原发病因复杂,本来就具有迥然有别的异质性。

2018 年 6 月 13 日,*Lancent Oncology* 网络版发表了 PROMISE 研究成果[http://dx.doi.org/10.1016/S1470-2045(18)30294-8]。今天谈论PROMISE 研究的重点,不仅仅在于其结果的重要性,还在于领略高质量临床研究的科研思维。那么,我们从 PROMISE 研究中能感受到什么样的触动呢?

首先,应该重视新技术在临床工作的研究。PROMISE 研究主要的指标来自蛋白组学的分析结果,经过层层验证和筛选,最终计算出预后评估的模型。

其次,认识到完善科研设计的极端重要性。PROMISE 研究包括发现、验证和前瞻性评估 3 个步骤。一系列设计完善的临床研究可以回答很多实际问题,每一个问题都具有科学意义和临床价值。该研究的受试者人群来自 5 个队列,其中 3 个队列的临床观察结果早已发表(TIME-1、TIME-2 和 TIME-3),而 PROMISE 研究利用这些临床试验收集到的胸水和血液标本进行检测,从而得到不同层面的结果。也就是说,开展一项大规模的研究可以发表很多篇研究论文。

再次,重视统计学方法的正确运用。PROMISE 研究将所有患者纳入分析并应用多重填补法计算缺失数据,以确保全部数据得到利用的同时尽可能减少潜在的遗漏。通过两个独立的资料组对预后评分进行验证,增加了结果的可靠性。与 LENT 评分相比较,PROMISE 评分提供了一种基于体能及含个体信息高级分层,在科学原理上具有更高的技术含量。

第四,我们从 PROMISE 研究也能看到即使是高水平的研究,也会存在明显的局限性。PROMISE 评分可能仅适用于确诊 MPE 且计划进行胸膜手术的患者,但不一定适用于所谓的肿瘤旁积液或疑似 MPE 的患者。

迄今为止,PROMISE 研究是科学文献中使用系统方法确定生物标志物并对 MPE 进行预后评分的最大型前瞻性研究。PROMISE 评分是第一个将已发现的胸腔积液生物标志物(TIMP1)与临床信息(既往放化疗、血红蛋白、CRP、白细胞计数、PS 评分和原发癌症类型等)相结合的有效风险分层系统。因此,它是一个可靠的、可立即应用的临床相关预后评分,能为患者的预后提供重要信息并为选择合适的治疗策略提供指导。

综上所述,PROMISE 研究的优势在于科研设计完善、样本量大、统计学方法正确、临床资料翔实、实验手段先进等,对于我们的临床和科研工作应该具有一定的参考价值和指导作用。

(2018 年 9 月 19 日)

10. 胸腔积液长期反复出现的原因

自从内科胸腔镜引入胸膜疾病的诊断之后,绝大多数胸腔积液的病因诊断就变得容易了。然而,总有极少数患者即使经过严格规范的诊断程序包括科胸腔镜检查,仍然得不到明确的诊断,此即为所谓的非特异性胸膜炎。非特异性胸膜炎没有一个严格的定义,胸膜活检的组织学检查可以看到胸膜慢性炎症,大多有纤维组织增生,可见较多淋巴细胞和浆细胞浸润,临床上通常表现为反复出现渗出性胸腔积液,以淋巴细胞浸润为主。我见过病史最长一例的病程为 16 年,目前仍然需要不定期胸穿排液以减轻呼吸困难。

2005 年 7 月—2014 年 6 月,共有 833 例胸腔积液患者在朝阳呼吸接受了胸腔镜检查,其中共有 62 例被诊断为非特异性胸膜炎(*Respiration* 2015,90:251-255)。因为有 10 例患者来自京外农村地区,联系不到患者和(或)他们的家属,所以只能得到 52 例患者的随访资料。

朝阳呼吸拥有丰富的病例资源,其中很多属于疑难或者危重症患者。我们的一个强项是善于从一般的日常诊疗工作发现一些重要的规律,并将这些规律总结撰写成为临床研究论文发表在国际专业期刊上。2016

年,我们将上述 52 例患者的临床资料撰写成题为 *Long-term outcome of patients with nonspecific pleurisy at medical thoracoscopy* 的论著,投稿到 *Respiratory Medicine*。杂志编委对我们的工作给予了很高的评价,一位审稿人劈头上来就是一通表扬:This is a retrospective study of patients with "undiagnosed" pleuritis after medical thoracoscopy(MT). It is a very good study and the results confirm what some of the literature has already showed. I congratulate the authors for this. 后来,论文经过简单的修改于 2017 年发表(*Respir Med* 2017,124:1-5)。

我们的资料显示,52 例患者平均年龄为 61.5±16.4 岁,其中 31 例为男性,21 例为女性。平均随访时间是 35.5 ± 40.9 个月(范围 1~143 个月)。经过随访,31 例(59.6%)患者最终得到病因学诊断,但仍有 21 例(40.4%)患者始终没有得到明确诊断,继续被列为非特异性胸膜炎。

在得到明确诊断的 31 例患者中,8 例(15.4%)被诊断为恶性肿瘤,其中 5 例间皮瘤、2 例肺腺癌,以及 1 例胸腺瘤。其余 23 例诊断为良性疾病,其中 8 例诊断为结核性胸膜炎、6 例心功能不全、5 例肺炎旁胸腔积液、2 例肺栓塞及 2 例硅肺。

我们重点分析了 8 例恶性肿瘤患者的情况。第一例是一名 70 岁的老年女性,由于一般情况迅速恶化而接受过气管切开术及有创呼吸机辅助通气治疗。CT 检查发现右肺有肿块影。经皮穿刺针肺活检报告为恶性间皮瘤。患者 3 个月后死亡。

第二例和第三例患者临床上考虑为胸膜恶性肿瘤的可能性低,CT 未发现明确的异常。3 个月内均出现了胸腔积液复发,第二次胸腔镜取活检诊断为恶性间皮瘤。

第四例患者是一名 48 岁的中年女性,接受初次胸腔镜检查 2 个月后胸腔积液再次蓄积。初次胸腔镜检查前进行的 CT 检查并没有发现明确异常。8 个月后的开胸肺活检诊断为恶性间皮瘤，该患者 28 个月后死亡。

第五例患者是一名 77 岁的老年男性，肺右下叶有占位性改变，临床考虑为胸膜恶性肿瘤的可能性大，但是胸腔镜进行的胸膜活检仅表现为间皮增生。5 个月以后观察到肝转移癌的表现，肝脏活检诊断为恶性间皮瘤。

第六例患者是一名 41 岁的女性，患有咳嗽和呼吸困难。CT 可见肺部肿块影。胸腔镜检查未有阳性结果，1 个月之内经皮穿刺针肺活检报告为 B2 型胸腺瘤。

第七例和第八例患者在胸腔镜检查后 1 个月内都被诊断为肺腺癌。CT 可见肺部肿块影，恶性可能性大。第七例患者后来在胸腔积液中发现肺腺癌细胞而得以确诊，第八例患者在经皮穿刺针肺活检后确诊。

我们注意到，胸腔积液反复出现、胸腔镜下见到胸膜结节或斑块等都提示恶性可能。其他方面的情况诸如性别、年龄、吸烟史、总蛋白、乳酸脱氢酶、胸腔积液/血清总蛋白，以及胸腔积液/血清乳酸脱氢酶等与随访发现的恶性肿瘤没有关联。

非特性胸膜炎不是一种单独的疾病，而是原因暂时尚未弄清楚的一组累及胸膜疾病的总称。朝阳呼吸的资料表明，大部分未确诊胸腔积液患者在随访中都得以确诊。从另一个角度来表述也很有临床意义，亦即经过一次胸腔镜检查如果未发现恶性依据，则可推断大多数患者罹患的是良性疾病，因为只有 15.4% 的患者（8/52）最终诊断为恶性肿瘤。

2 例肺腺癌和 1 例胸腺瘤患者 CT 扫描高度怀疑为恶性，1 个月内经胸腔积液涂片或者针肺活检确诊，诊断过程相对比较容易。出现假阳性的肿瘤大部分是间皮瘤（5/8，62.5%）。除胸膜活检样本组织块较小，不足以提供足够的病理信息外,原因还可能与恶性间皮瘤快速增长有关。间皮瘤在病理学诊断本就非常困难,不少情况下即使配合免疫组化也难以做出判断。此外,由于恶性间皮瘤可能只侵犯在间皮下组织,医师以胸腔镜在大致正常的胸膜表面肉眼观察到病灶是很困难的。也就是说,胸膜活检时很可能检不到病变组织。

我们在工作中还有一个非常有意义的发现,即 8 例肿瘤患者在初次胸腔镜活检之后的 1 年内全都确立了诊断。说明胸腔镜检查不能发现恶性肿瘤的患者,如果 1 年之后仍然见到他们,只要尚未确诊则几乎不可能为恶性疾病。因此,对于非特异性胸膜炎患者来说,1 年的临床随访时间可能足以发现几乎所有的恶性疾病。当然,条件允许的话随访时间越长越好。

我们注意到,21 例患者最终仍然得不到确切的病因学或病原学诊断。其中一部分患者可能有些确是"非特异性胸膜炎",但肯定有一些患者的病因尚未呈现出来,应用现有的技术手段还无法做出甄别。那么对于胸腔积液持续存在,反复胸穿仍然不能解决问题的患者该怎么办? 首先,应该继续随访以尽早发现在将来某个时候出现的典型特定原因。其次,既然大多数非特性胸膜炎经过 1 年的随访几乎不可能为恶性,所以患者尽可解除思想负担。谁也不愿意生病,生病了一时找不到病因焦虑的心情可以理解,医师也不愿意看到这种情况。此时,医患双方都应该理性对待已经面临的疾病,共同努力以便能尽早消除所有的疑虑。

长期反复出现大量的胸腔积液,即使是良性疾病也很危险,国外的医师通常会建议胸腔内注射滑石粉行胸膜固定术。胸膜固定术在大多数情况下能够防止或减少胸腔积液的形成,但其并发症也是十分明显的。我国目前尚无内用滑石粉的生产和销售,此种治疗手段没有必要考虑。因此,诊断为非特异性胸膜炎之后在定期随访的过程中,如果没有呼吸困难则无需处理;如果气促症状明显则建议到医院行胸穿排液,没有必要长期埋管引流。

在工作中,我见到较多诊断为非特性胸膜炎的青年女性,反复出现的胸腔积液量不多,但因牵涉婚姻、妊娠及哺乳等重大事情而具有特殊的意义,我将在近期专门撰文谈论这个特殊的问题。

（2018 年 9 月 24 日）

11. 美国最新版恶性胸腔积液管理指南解读

在所有的渗出性胸腔积液中,恶性胸腔积液（MPE）是第二位死因,仅次于肺炎旁积液。美国每年约有 12.5 万人因为 MPE 而住院,预估花费超过 50 亿美元。

虽然一部分 MPE 患者起病之初可以无症状,但最终大多数人即使在静息状态下也会出现呼吸困难。因为 MPE 预后差,中位生存时间只有 4～7 个月,治疗的目标旨在以最小的创伤性减轻或消除呼吸困难。目前,可供选择的方法主要有两种,一是埋管引流,二是滑石粉固定术,可以选用其中之一或两者合并使用。

美国胸科学会（ATS）曾于 2000 年出版过第一版关于 MPE 的管理指南（*Am J Respir Crit Care Med* 2000,162:1987-2001）,10 年之后,英国胸科学会（BTS）更新了一版（*Thorax* 2010,65 Suppl 2:ii32-40）。上述两个指南至今已经有了一定的年份,不再适应今天临床实践。实际上,欧洲现在只有不到 50% 的医师依据上述指南对 MPE 进行管理。最近,ATS 发表了最新一版的 MPE 治疗指南（*Am J Respir Crit Care Med* 2018,

198:839-849),基于最近几年的新证据做了一些新的推荐。本文将对该指南解读如下。

ATS新指南采用建议、评估、发展和评价分级模式以PICO(患者、干预、比较和结果)的格式针对临床问题,简述相关的证据,并提供推荐建议以指导临床实践。以下是新指南针对7个PICO问题的推荐意见。

PICO问题1:对于已知原发病因或高度怀疑的MPE,应该在超声引导下进行胸腔操作吗?

推荐意见:尽管没有关于MPE的随机对照试验证实超声引导的确有利于减少气胸、出血等并发症,鉴于超声对人体无害,新指南建议管理MPE所需要的胸腔穿刺(胸穿)或胸膜活检等操作都要在超声引导下进行。当然,这一措施并非绝对必要,要视医师的经验、当地的条件,以及有无超声机器而定。

PICO问题2:对于无症状的已知病因或高度怀疑的MPE,应该进行胸腔穿刺排液吗?

推荐意见:对于这部分患者,只要患者没有呼吸困难等症状,就无须胸穿排液。目前没有证据显示胸穿会给这部分患者带来裨益。除非临床上有别的需要,如收集标本进行临床分期或获得分子标志物表达情况等,胸穿才有必要考虑。

PICO问题3:出现症状的已知病因或高度怀疑的MPE,应该进行胸穿大量排液并测量胸膜腔压力吗?

推荐意见:对于出现症状的MPE,建议尝试一次胸穿大量排液(1500 ml即可视为大量),目的有两个,其一是确定大量排液之后能否缓解呼吸困难,其二是确定是否存在肺膨胀不全。明确知道有无肺膨胀不全对于选择后续的干预措施如胸膜固定术具有决定性的价值。

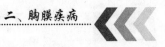

应用胸腔计测定胸腔内压力或弹性是判断排液后存在肺膨胀不全与否研究得最多的手段。如果患者于大量排液后呼吸困难不能缓解，那么就有必要寻找其他原因，如肺栓塞、心包积液等，此时无需再考虑胸腔本身的操作。

PICO 问题 4：出现症状的已知病因或高度怀疑的 MPE，无肺膨胀不全，未曾接受针对 MPE 的治疗，应该选用埋管引流或胸膜固定术作为一线胸腔干预治疗以减轻呼吸困难吗？

推荐意见：对于有症状的 MPE 患者，只要肺脏能够扩张，只要事前没有接受过胸腔干预操作（不包括诊断性胸穿），只要大量排液能缓解气急症状，建议以埋管引流或胸膜固定术作为一线治疗手段以减轻呼吸困难。提出这个建议是一个重要的进步，以前的指南只推荐将埋管引流作为无肺膨胀不全患者的治疗选择，一些医师接诊肺能扩张的 MPE 也只使用埋管引流。今年发表在 *New Engl J Med* 的新证据强化了胸膜固定术的地位（*N Engl J Med* 2018，378：1313-1322）。

PICO 问题 5：有症状的 MPE 患者接受滑石粉胸膜固定术时，应该经胸腔镜喷洒滑石粉微粒还是注入滑石粉匀浆？

推荐意见：此时，喷洒滑石粉微粒和注入滑石粉匀浆疗效等同，可以任选其中之一。在此之前，有不少研究观察其他硬化剂如博来霉素、四类霉素、四环素或细菌制剂等的效果，发现都不如滑石粉。

需要指出的是，我国从来没有生产和销售过能注入胸腔的医用滑石粉，只有外用的级别。我们一直试图获取内用滑石粉，至今未果。估计造成这种困境的原因是，滑石粉不属于高技术产品，生产和经销的利润空间十分有限，不会有人愿意亏本经营。特别提醒，千万不要以外用产品替代内用药品行胸膜固定术，因为不合法。

PICO 问题 6：有症状的 MPE 患者存在肺膨胀不全、胸膜固定术失败或积液出现分隔，应该选用埋管引流还是胸膜固定术？

推荐意见：这种情况下，建议行埋管引流，胸膜固定术不再有价值。

PICO 问题 7：患者出现埋管引流相关感染（蜂窝织炎、穿刺孔道感染，以及胸腔感染）时，应该行单纯的内科治疗还是拔除导管？

推荐意见：出现引流管相关感染时，无需拔除导管，一般只需要使用抗生素治疗即可。只有当抗感染治疗效果不佳时，才需要拔管。

综上所述，ATS 新指南将所有的注意力都集中在缓解 MPE 患者最痛苦的症状亦即呼吸困难之上。这是很无奈的，也是很理性的。既然目前对于 MPE 而言尚无有效的治疗手段，那就无需浪费更多的医疗资源。新指南只指明 MPE 本身的管理，没有谈及原发肿瘤的治疗。需要说明的是，所有的原发肿瘤都应该遵循相应的治疗指南进行管理，譬如说适合靶向治疗的肺腺癌就该使用靶向治疗药物，能耐受化疗的小细胞肺癌则应该给予化疗。

关于 MPE，朝阳呼吸在发病机制和诊断学研究中取得了良好的成绩，但在治疗方面则有相当大欠缺。说来有点遗憾，该指南总共引用了 74 篇文献，其中只有一篇（第 50 条）出自我们的团队，还是一篇底气相当不足的 meta 分析论文。今后，我们有必要加强治疗 MPE 的临床随机对照试验，拿出更多的干货来显示我们不懈努力的成果。

目前，我们正在筹划一个多中心前瞻性研究，探讨一种新的抗肿瘤药物对于控制 MPE 的疗效。这是正在起草的研究方案的题目：*Protocol for the Chinese trial Of malignant Pleural Effusion（COPE）：a multi-center randomized controlled study investigating effect of XXX admin-istration by indwelling pleural catheter in malignant pleural effusion.*

我给这个即将启动的试验起了一个名字,称为 COPE 研究。COPE 字面的意思为"成功应付",内涵则是"中国恶性胸腔积液的临床试验"。如果以后接着开展与此相关的临床试验,可以顺次叫作 COPE2 研究、COPE3 研究、COPE4 研究等。

(2018 年 10 月 5 日)

12. 一个棘手的难题——缩窄性心包炎

我坚持认为,一名医师对社会大众科普医学知识,只要自己感兴趣就没有问题,前提是保证不出现低级错误。但是,一名医师面向医学同行谈论一个诊治方案,则必须是根据自己的工作亲历来展开。这个时候需要的不是科普,而是医师的经验和本领域的医学证据。譬如说,一位过去 15 年从不曾上台实施某一种手术的外科医师,不可以在任何场合指导他人如何选择该种手术的入路及如何处理其术后并发症等。理由是,由那些亲手干这种事的人来张嘴更有说服力。

缩窄性心包炎(constrictive pericarditis,CP)不属于呼吸内科疾病,中国的大多数 CP 患者需要前往心外科寻求帮助,但因其临床表现为活动后气促及水肿,呼吸科医师在工作中经常会接诊。不少 CP 患者诊断过程较为复杂,能够选择的治疗手段不多,而且效果并非都很理想。今天就谈谈这个相当棘手的问题。

我国 CP 主要的病因是结核杆菌感染。上海长征医院胸心外科曾经报道行外科手术的 51 例 CP 患者的资料(*Ann Thorac Surg* 2012,94:1235-1240)。结果显示,33 例(65%)为结核性,3 例(6%)与既往心脏手术有关,1 例(2%)因结缔组织病引发,其余 13 例(25%)为特发性。欧美国家则与此有别,结核只占不到5.6%(*Heart* 2018,104:725-731),80%的病例可以归因于特发性或与既往心脏手术有关。

由于心包纤维化增厚或钙化导致弹性减退,限制了心脏的充盈,出现舒张性心功能衰竭。临床上的症状如上所述,主要表现为活动后气紧以及水肿。主要体征包括颈静脉显露或怒张,胸部触诊和听诊可以发现胸腔积液,心脏听诊可闻及舒张早期杂音(心包叩击音),腹部检查可发现肝脏肿大及腹水征,肢端可见水肿。来到朝阳呼吸求医的患者基本上都是因为出现了胸腔积液而入院的,经过常规的检查手段最终诊断为CP。

由于CP的治疗明显有别于其他原因所导致的心功能不全,能够尽早做出明确的诊断最为理想。然而,目前的诊断技术还面临诸多挑战,不仅有赖于精密超声心动图,常常也需要借助断层心脏成像及心导管血流动力学检测才能做出判断。主要的诊断依据是:①胸内压和心内压不一致;②心室相互对抗增强。

梅奥医学中心提出3条诊断标准:①与呼吸相关的室间隔摆动;②二尖瓣瓣环位移速度保持不变或有所增加;③呼气相肝静脉于心脏舒张期反向血流和正向血流速度比值升高。出现第1条及第2和第3条中的1条即可考虑CP的诊断,其敏感度和特异度分别为87%和91%(*Circ Cardiovasc Imaging* 2014,7:526-534)。

CP的治疗比较棘手。如上所述,国外CP的病因很多是特发性的,可能与炎症反应有关,这部分患者抗感染治疗有效,这种情况在我国可能也存在。中国人民忍受痛苦的能力比较强大,一些特发性心包炎患者即使出现不适症状,扛一段时间可能不明不白就扛过去了。结核病本来就更多见于经济条件比较差的家庭,待到出现典型的症状前来医院就诊,一般都已处于纤维化阶段,内科治疗恐难奏效了。

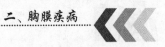

整体而言,大多数 CP 属于慢性病例,呈进行性加重,利尿药可部分缓解症状,外科行心包全切除术是唯一有效的治疗手段。这里强调的是心包全切除术,亦即尽最大可能切除所有的心包,包括膈面和后侧面的心包组织。已经缩窄的心包切除不完全将导致 CP 复发率升高、生存率降低。

有两个大问题需要指出。

第一个大问题是 CP 外科治疗风险大,国内外都不能保证手术一定成功。发达国家实施心包全切除术围手术期的病死率为 6%～7.1%(*Heart* 2018,104:725-731),这是相当的高。也就是说,这部分患者如果不接受手术,很可能不会去世这么早。上海长征医院的资料显示,51 例患者中有 2 例(3.9%)在住院期间死亡(*Ann Thorac Surg* 2012,94:1235-1240)。在这里,不能因为 3.9% 这个数字低于发达国家的 6%～7.1% 就认为我国 CP 手术治疗的水平高于欧美,个中原因,最大的可能是因为目前医患关系紧张,外科医师在筛选手术适应证更趋向于保守,只敢挑选那些一般情况良好,沟通不困难的患者或(和)家属考虑手术方案。这个时候,离开医师的人身安全去谈论医学和医德是不切实际的。我说得如此含蓄而不含糊,相信所有的人都能理解了,对吧?

第二个大问题是我国 CP 最常见的病因是结核,除非感染上耐药菌,否则绝大多数结核病患者经过规范的抗结核治疗都能痊愈。问题是,在很多情况下结核病不容易得到早期确诊,试验性抗结核治疗就变得至关重要。也是因为医患关系紧张,医师越来越不敢尝试在没有病原学证据的情况下给予抗结核治疗。所有的抗结核药物都具有毒性,其中以肝毒性最为常见。如果患者因为口服抗结核药物而出现肝功能受损/衰竭甚至死亡,家属闹到医院,医师是经不起闹的。这就意味着,在结核病尚未得到有效控制的大前提下,CP 病例不会单独减少。

以上只是从医疗的角度来谈论CP不可轻视。不过,没有必要因此就产生悲观情绪,绝大多数CP患者经过手术可以取得良好的疗效。这里强调的是要对疾病有一个理性的心态,不明白的地方可以向正规医院的专科医师咨询。然后,在理解的基础上配合治疗,没有必要向医师施加过多的压力,那样不利于康复。

(2018 年 10 月 15 日)

13. 被诊断为非特异性胸膜炎的年轻女性可否妊娠

2018 年 9 月 24 日,我曾以朝阳呼吸发表的一项临床研究(*Respir Med* 2017,124:1-5)为基础谈特异性胸膜炎的一般临床特点,特别指出被诊断为特异性胸膜炎的患者应该采取的科学态度。特异性胸膜炎可见于所有的年龄段,但因为青年女性涉及婚姻、妊娠及哺乳等重大事项,今天就专门谈谈这个问题。

29 岁贤良淑德的小英姑娘 1 年多前开始快步走或爬楼 1 层时就会出现气促,当时未予诊治。随后 1 个月出现咳嗽、咳痰,为黄色黏液痰,咳嗽剧烈时出现胸痛,当地医院胸部 CT 提示两侧中等量胸腔积液、右肺不张和肺部炎症,化验结果显示为渗出液。给予抗感染治疗,咳嗽咳痰好转。

在 1 年多的时间里,小英因为抗核抗体多次检查发现 1:320 阳性,在胸腔引流的同时接受口服泼尼松龙(5 mg/片),6 片/天,秋水仙碱 0.5 mg/天治疗,服用 1 个月后激素减至 4 片/天,将秋水仙碱加量至 1.5 mg/天,并加用纷乐 0.1 g,每天 2 次。治疗 2 个月后激素减至 2 片/天,并将秋水仙碱、纷乐减停,继续服用激素 1 个月后(6 个月前)停用。上述治疗

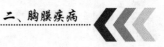

对于控制胸腔积液无效。

由于胸腔积液长期存在、反复出现,小英辗转于国内多家医院,接受过很多辅助检查,甚至包括骨髓穿刺涂片和活检。总之,检查囊括了感染性疾病、免疫性疾病,以及恶性肿瘤有关的全部项目,始终没有得到明确的诊断。既然没有一个明确的诊断,对因治疗也就无从谈起。在这种情况下,患者和家属精神都很紧张,这是谁都能理解的。

来到朝阳呼吸就诊之后,我们也注意到小英此时无发热、咳嗽、咳痰,肺 CT 未见斑片影及实变影。双侧胸腔积液以淋巴细胞浸润为主,与胸腔积液有关的全部检查,包括病原学和肿瘤学的检查结果全部阴性。

内科胸腔镜检查除了观察到胸壁局部小血管充血之外,没有发现壁层和脏层胸膜存在单发或多发结节、斑块、粘连、坏死等病灶。朝阳呼吸的经验表明(*Respir Med* 2015,109:1188-1192),几近 100% 的结核性胸膜炎在胸腔镜下都可以肉眼观察到弥漫分布的结核病灶,所以,小英罹患结核性胸膜炎的可能性基本上被排除。

另一方面,绝大多数恶性胸腔积液在胸腔镜下也会看到病灶(*Respiration* 2015,90:251-255)。也就是说一次胸腔镜检查未发现恶性肿瘤,那么胸腔积液由肿瘤引起的可能性很小,而且小英在此之前曾在院外查过 PET-CT,没有异常发现。最重要的线索在于,她在前来朝阳呼吸求诊之前,胸腔积液存在的时间已经超过 1 年。我们反复强调,几乎所有的非特异性胸膜炎经过 1 年的严密随访,患者仍然存活而且一般情况良好,则几乎不可能为恶性(*Respir Med* 2017,124:1-5)。所以,小英罹患恶性胸腔积液的可能性也微乎其微。

去年有一位移民澳洲多年的小姐姐回北京看病,她发现双侧胸腔积液多年。与小英的情况相类似,多方检查没有发现明确的病因而被诊断为非特异性胸膜炎。小姐姐在澳洲接受了右侧胸膜固定术,此后右侧胸腔积液得以控制,但左侧情况照旧,间隔一段时间必须胸穿排液。由于固定术导致胸膜纤维化,小姐姐感觉右胸出现难以忍受的压迫感,所以不会考虑行左侧固定术。

遇到这样的情况,确实没有十全十美的处理办法。在国内因为没有内用滑石粉,连胸膜固定术都无法实施,只能在呼吸困难无法忍受时给予排液以缓解症状。非特异性胸膜炎的发病与性别及年龄无关,治疗原则没有差别。那么,对于年轻女性而言,被诊断非特异性胸膜炎,渗出性胸腔积液长期存在、反复出现,可以考虑妊娠吗?

还是以前的观点,在排除肿瘤和结核之后,重点排除与免疫性疾病有关的可能性。如果所有的免疫学指标包括血管炎指标都正常,有必要间隔一段时间再行复查。如果反复化验都是阴性结果,再次回到"非特异性"这个出发点。

如果非特异性胸膜炎出现胸腔积液的量较大,需要定期或不定期排液,此时考虑妊娠不合适。如果是微量胸腔积液,尤其是间断出现,观察时间超过 1 年无明显增多,并且不需要胸穿排液,则是可以考虑妊娠的。在这里微量的意思是,仰卧位 CT 显示胸腔积液的厚度不超过 1 cm。

虽然微量胸腔积液不是妊娠的绝对禁忌证,但每次常规的产检时应该以超声监测双侧胸腔,以观察胸腔积液量的变化。超声本身对于母亲和胎儿均无损害作用,可以放心进行检查。

(2018 年 10 月 23 日)

14. 心脏搭桥术后胸腔积液

因为心脏搭桥术是心外科的事情,术后即使出现胸腔积液,量通常也不多,后果一般不严重,所以这种情况几乎不会惊动呼吸内科医师出马助阵。直到朝阳医院一位教授心脏搭桥术后出现左侧胸腔积液之后,我才开始注意到这种情况。

美国的研究资料显示,他们每年约有 17.5 万患者接受心脏搭桥术,其中半数于术后短时间内出现少量的胸水。此种少量的胸水通常见于左侧,大多数情况下不需要做任何处理就能消退。然而,也有少数患者的胸水量较大,导致患者出现呼吸困难等症状,病程持续数周至数月不等。

在所有的相关文献中,资料最为齐全的是 Dr. Light 于 1999 年发表的论文(*Ann Intern Med* 1999;130:891-896)。1996 年 2 月 1 日-1997 年 8 月 1 日,共有 3707 名患者在美国 Saint Thomas 医院接受心脏搭桥术,其中有 42 名(1.2%)术后出现胸水。作者仔细分析了 29 例随访资料完整的病历(占全部患者的 0.78%),发现 7 例(24%)出现胸水的原因为心力衰竭,2 例(7%)为继发缩窄性心包炎,1 例(3%)为肺栓塞,其余 19 例(66%)则始终找不到引起胸水的确切原因。19 例原因不明胸水患者中的 8 例(42%)为血性,其余 11 例(58%)则为非血性。

19 例心脏搭桥术后出现不明原因胸水的患者中的 16 例(84%)用于搭桥的血管取自乳内动脉。这 19 例中 17 例(89%)的胸水要不为单侧(左侧),要不以左侧为主的双侧。血性胸水最大量出现的时间(平均 12.6 天)早于非血性(平均 48.8 天)。前者很少需要进一步处理,可以自行消退;后者则必须多次胸穿排液,个别甚至需要接受胸腔注入滑石粉行胸膜固定术。

从该项回顾性临床研究可以看到,心脏搭桥术后即使出现胸水也多为小量,一般不需要特殊处理。少数患者会出现中量或大量的胸腔积液,但比例不高,后果也不严重。需要指出的是,0.51%(19/3707)的患者出现胸水找不到原因,与手术本身及其并发症无关,与原发病无关,可以试用抗炎药物如吲哚美辛治疗。如果抗炎效果不佳,则有必要继续观察,处理原则同"非特异性胸膜炎"。

总的说来,心脏搭桥术后出现胸腔积液无须过分担忧,小量胸水将自行消退,大多数中量或大量胸水也会经对症处理后好转。应该明白,导致心脏搭桥术的原发病如冠心病本身比术后胸腔积液更值得关注,后者一般不会危及生命。

(2018 年 11 月 4 日)

15. 诊断不明确在少数情况下是最好的消息

有一些疾病的诊断是很容易的,只要认真地注视一秒钟就不可能引发医疗差错。譬如说,任何一家三甲医院的主任医师接诊林黛玉之后,都不可能误诊为"肥胖症"。还有一些疾病,借助于简单的检查就能准确诊断,例如高血压病和糖尿病等,对照数字即能解决几乎所有的诊断问题。实际上,每个专科的常见病和多发病的诊断,大多数情况下都不困难。

但是,总有少部分患者即使罹患的是常见病多发病,由于临床表现不典型,缺乏直接的病因学或病原学证据,其诊断过程也会很费周折,极少数病例即使费了很大的周折也不能在生前得到明确的诊断。所以,我们有时候会说现代医学科学昌明程度尚未达到全部患者的期望值。

胸腔积液本身不是一种独立的疾病,如同贫血也不是一种独立的疾病一样。"贫血"作为一个医学名词,可以作为初步诊断,在原因没有查明之前甚至可以出现在病历的主诉中,譬如说"发现贫血 6 个月"。然而,这么做只是一时的权宜之计,现代医学的基本要求是尽快查清引起贫血的确切原因。胸腔积液与此相类似,只是很多种疾病的一种表现,任何累及胸膜的疾病包括感染、肿瘤及免疫性疾病等都可以引起胸腔积液。

因为有众多疑难的胸腔积液患者从全国各地前来朝阳呼吸求诊,我们有机会接触各种各样的胸腔积液。有些病例即使历经数家大型教学医院长期反复的诊断程序,多年以来仍然未能找出病因,胸腔积液持续存在,需要反复抽液以缓解呼吸困难症状。以下是我整理的一般资料,目的在于帮助胸腔积液患者解除不必要的顾虑,正确对待面临的难题。

大多数胸腔积液的诊断并不困难,在朝阳呼吸有 92.6% 的患者经一次内科胸腔镜检查就能确诊(*Respiration* 2015,90:251-255)。很多患者不需要胸腔镜就能确诊,胸腔镜检查通常是最后的诊断步骤。我们的数据显示,经胸腔镜检查之后仍然不能确诊而患者的存活时间超过 1 年,那么该例患者罹患恶性疾病的可能性微乎其微(*Respir Med* 2017,124:1-5)。所以,历经多年辗转多地求诊的胸腔积液患者,尽可以放心休息。

在我国,结核是引起渗出性胸腔积液第二常见的原因,对年轻人而言则是最常见的原因。依据我们的经验,几乎所有的结核性胸膜炎在内科胸腔镜下都能观察到结核病灶(*Respir Med* 2015,109:1188-1192)。也就是说,经过一次胸腔镜检查,如果不诊断结核性胸腔积液,则罹患此病的可能性极低(不到 0.5%)。结核性胸腔积液不是紧急情况,延迟治疗一两个月通常不会造成严重的后果,一部分患者甚至可以自愈。

原有心肝肾疾病的患者出现胸腔积液,首先考虑其性质为漏出液,利尿药对于减少积液通常有效。只要积液量不大,大多数情况下不需要诊断性穿刺,此时尽早明确胸腔积液的性质没有太大的实际意义,因为影响预后最重要的因素不在于胸腔积液。

综上所述,长期反复出现胸腔积液尤其是小量积液,经过规范的诊断程序仍然不能明确病因时，没有必要过虑。何谓规范的诊断程序？可以简单地理解为经过1～2次诊断性胸穿/胸膜活检不能确诊，最后再经内科胸腔镜检查。

没有人愿意生病，生病之后谁都希望早日确诊以便得到有效的干预。出现胸腔积液之后尽快明确其病因，这是最理想的状况，大多数人（92.6%）的确能够做到这一点。但是，在万般无奈的情况下历经数年仍然不能查明胸腔积液的病因，对于这部分患者而言，也可以理解为好消息。理由是数年之后能够查清的病因，在大多数情况下都比查不清更难以对付，预后更为不确定。

应该说明白，任何疾病都是有原因的，只不过以目前的医疗条件无法做出明确的诊断，这是一种很无奈的情况。一个更重要的问题是：长期诊断不明的胸腔积液怎么办？我在以前的科普文章中多有叙述，有兴趣者可以检索阅读。

（2019年3月6日）

16. 免疫治疗为恶性胸膜间皮瘤患者带来新的希望

2005年7月1日至2014年6月30日，共有833例原因不明胸腔积液患者在朝阳呼吸接受内科胸腔镜检查术，首次检查共有342例诊断为恶性肿瘤，其中35例为恶性胸膜间皮瘤（MPM）（*Respiration* 2015，90：251-255）。随后，又有8例患者被确诊为恶性胸腔积液，其中5例为MPM（*Respir Med* 2017，124：1-5）。整体而言，MPM在我国目前不属于常见肿瘤，朝阳呼吸9年间经胸腔镜检查后诊断的只有40例，占11.4%。

MPM 是一种预后不良的侵袭性肿瘤,无法行手术切除的晚期 MPM 患者的中位生存期约为 12 个月。通常只有少数 MPM 患者适合手术切除,大部分患者以化疗为主。即使对于可手术切除的患者来说,术后还应该给予化疗或放疗等多学科综合治疗。目前,普遍认可治疗 MPM 的化疗方案是培美曲塞 + 铂剂。在培美曲塞进入临床应用之前,其他化疗方案无助于延长生存时间和改善生活质量(*Lancet* 2008,371:1685-1694)。

在化疗的基础上加用抑制肿瘤血管生成的药物如贝伐单抗对不少癌症有良好的疗效。在培美曲塞 + 铂剂的基础上加用贝伐单抗治疗 MPM 也能在一定程度上延长总体生存时间,但难以达到医师和患者的期望值(*Lancet* 2016,387:1405-1414)。组蛋白脱乙酰酶抑制药不管是作为二线还是三线用药,对于 MPM 来说都帮不上忙(*Lancet Oncol* 2015;16:447-456)。

临床研究表明,单独使用抗 CTLA-4 单抗 Tremelimumab 不能延长 MPM 患者的总体生存时间(*Lancet Oncol* 2017,18:1261-1273)。今年刚刚发表的最新临床研究论文显示,单用抗 PD-1 单抗 Nivolumab 或联合应用抗 CTLA-4 单抗 Tremelimumab 和抗 PD-1 单抗 Nivolumab 开始展现出了令人欣喜的治疗效果[*Lancet Oncol* 2019,http://dx.doi.org/10.1016/S1470-2045(18)30765-4]。这一方案或许能够给 MPM 患者带来更多的新希望。

2018 年,美国和英国分别发表了各自关于 MPM 的管理指南,两个指南都没有提到免疫治疗,而免疫治疗为其他癌症患者带来了无限的生机和希望。目前,关于 MPM 免疫治疗的临床研究证据还很少,可供选择的药物十分有限。随着基础研究的不断深入,越来越多的新靶向治疗药物进入医学界的视野,相信这方面的进步会越来越大。

(2019 年 5 月 22 日)

17. 意外并发感染反而能延长晚期癌症患者的生存时间

2015 年,来自英国的一组呼吸科医师在 *Chest* 发表了一篇非常有趣的回顾性研究文章,他们令人吃惊地发现恶性胸腔积液(MPE)患者因为埋管引流并发胸膜腔细菌感染的患者,其生存时间竟然倾向于比不合并感染的患者更长(*Chest* 2015,148:235-241)。

研究人员回顾分析了 2005 年 1 月 1 日至 2014 年 1 月 31 日间英国 6 家医院 MPE 患者的病历资料,发现有 25 例患者胸腔埋管引流时并发胸腔感染,也就是说出现了脓胸。他们将这 25 例脓胸患者的生存时间和参与 LENT 研究(*Thorax* 2014,69:1098-1104)的 788 例 MPE 患者作对比研究,从而得出上述结论。

他们的结果显示,在 672 例次埋管引流中,共有 25 例(3.7%)出现了脓胸并发症。其中大多数患者(20/25)为恶性间皮瘤或肺癌患者。出现和不出现脓胸的 MPE 患者的中位生存时间分别为 386 天和 132 天,虽然统计学分析达不到显著性差异($P = 0.07$),但我们还是明显感觉到前者长于后者。恶性间皮瘤合并脓胸的患者的中位生存时间是没有出现胸膜感染者的两倍(分别为 753 天和 365 天),也是 LENT 队列中 MPE 患者生存时间(339 天)的两倍。

MPE 患者接受胸腔埋管引流的目的本来是为了缓解呼吸困难等症状,属于姑息治疗的一种步骤,在整个过程中一个非常重要的问题是预防引流部位的感染。不管是什么原因引起的胸腔感染,都是呼吸科医师最不愿意看到的情况。没有想到的是,医师尽力严防出现的脓胸并发症不

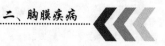

但没有引发更严重的后果,反而能够延长患者的生存时间。当今很无奈的一个现实是,除非肺腺癌胸膜转移的 MPE 适合靶向治疗,否则没有任何一种治疗手段能够延长生存时间。上述研究发现不能不说是一种意想不到的惊喜。

关于细菌感染抗肿瘤作用的作用机制,目前知之不多。我们可以通过推测来思考这个问题。MPE 患者壁层和脏层胸膜分布有大量的肿瘤结节,肿瘤负荷相当大,而胸腔积液中存在大量的免疫细胞如淋巴细胞等,胸腔感染之后细菌完全有可能激发和增强免疫细胞抗肿瘤的效应,后者起到抑制甚至杀灭肿瘤细胞的作用,从而延长了患者的生存时间。

这项回顾性研究的发现固然有其明显的缺陷,对照组例数很多,但感染组的例数太少,纵然生存时间相差了大约两倍,P 值仍然没有达到我们愿意看到的 <0.05。基于伦理学的原因,在目前的条件下不可能开展前瞻性临床试验来验证胸腔局部感染对于 MPE 的治疗价值,也就是说,不可能将 MPE 患者随机分为两组,一组故意将致病菌注入胸腔引发脓胸,另一组注入生理盐水作为对照,然后观察两组患者生存时间的长短及其他相关的临床治疗结果。即使得出阳性的结果,即使结果大大地有益于患者,这样的研究也不符合赫尔辛基宣言,是不被允许施行的。

该项研究具有重要的学术意义和潜在的临床价值。虽然我们不能直接将活的细菌注入胸腔以引发脓胸,但我们可以试验将高温杀死的细菌或者菌体成分打进去,或许真有意想不到的抗肿瘤疗效,尤其是对于终末期患者而言更值得一试。将来某一天如果获批开展这样的研究,医师需要面临的 3 个问题是:首先是拿出确切证据显示局部感染的确具有抗肿瘤效应,其次是找出最佳的菌种和剂量,再次是发生细菌感染之后如何控制感染本身。

医学科学总是很神奇,很多重大医疗技术进步都源自偶然的发现和意外的结果。将来某一天,通过细菌感染或者菌体成分增强机体免疫系统的功能达到防治恶性肿瘤的目的,或许是切实可行并且行之有效的新手段。

(2019 年 8 月 24 日)

18. 治疗结核性胸腔积液是否需要埋管引流

在多个场合,有青年同行朋友问我:为什么有很多结核性胸腔积液(TPE)患者治疗效果非常不好? 这些患者很快会出现严重的胸膜增厚粘连或分隔,其中一部分甚至发展为结核性脓胸,最终不得不请求胸外科医师施行胸膜剥脱术。这个时候,我唯一的问题是:"是不是患者接受了胸腔埋管以引流胸水?"青年医师的回答如出一辙:"是的。"

国际上几乎所有的常见病、多发病都有针对性的诊治指南或专家共识,唯独 TPE 从来不曾有过,而且在可以预见的将来估计也不会有。原因只有一个,那就是美国的 TPE 发病率极低,他们无法开展临床研究,因此没有足够的证据借以制定指南。既然美国人没有指南,咱们也就没有严肃的版本可以用来参照,所以中文版的指南也就自然无法谈起。关于这个说法,无须上纲上线批评为崇洋媚外,家国情怀对于医学科学的进步毫无影响,顶多慷慨激昂猛喝三两声就没事了。

没有指南,但每隔一段时间总会有本领域的专家撰写题为"*Tuberuclous pleural effusion*"的综述,阐述 TPE 的诊断和治疗。上一篇综述是我们写的(*J Thorac Dis* 2016;8:E486-E494),最新的一篇是南非的 Koegelenberg 等写的(*Respirology* 2019 Aug 16. doi:10.1111/

resp. 13673)，西班牙的 Porcel 于 2009 年发表过一篇（*Lung* 2009,187：263-270），我的偶像 Dr. Light 老英雄也曾于 2010 年发表过一篇（*Respirology* 2010,15：45-458），还有其他零星类似的综述发表在某些不知名的杂志上。在上述所有关于 TPE 的综述中，没有任何一篇提到埋管引流治疗 TPE，就更没有推荐使用一说了。

治疗 TPE 最重要、最根本的手段是给予标准的抗结核治疗方案。即使不给予任何治疗，很多 TPE 患者也可以自愈，表现为自限性，但这一部分患者中的 65% 在未来 5 年内将会发生活动性结核病。所以，只要 TPE 诊断成立，所有的患者都应该及早接受抗结核治疗。

除非出现耐药，否则绝大多数 TPE 患者对抗结核治疗的反应良好，发热等症状通常在 2 周内消退，胸水通常在 6 周内吸收（*Chest* 2001,119：1547-1562）。在开始治疗的最初数周，少数患者（10%～15%）的胸水有可能反常增多，但这不意味着治疗失败，继续抗结核治疗就好了。

我的观点非常明确，对于初治 TPE 患者，在治疗的任何阶段给予埋管引流都是没有必要的，迄今在咱们的地球上没有任何一项临床实验提供可靠证据支持使用这样的治疗步骤。在一项研究中，61 例患者被随机分为两组，一组在抗结核治疗的基础上加用引流，另一组则只给予抗结核治疗，结果显示将胸水引流干净既不能减轻胸膜局部增厚的程度，也不能改善其他临床指标（*Thorax* 2003,58：149-151）。也就是说，对于大多数患者而言，连治疗性胸穿排液都可以不搞，就更没有必要埋管引流了。不过，对于那些胸水量特别大，已经导致呼吸困难的患者来说，治疗性胸穿是必不可少的。再次强调，抗结核治疗是基础的治疗。离开抗结核治疗谈论治疗性胸穿或埋管引流是没有意义的。

现在回过头来谈论本文第一段提到的问题。只要不埋管引流，患者很少出现难缠的胸膜严重增厚粘连或结核性脓胸,这些严重的情况更多地出现在给予埋管引流的患者当中。据此推测,由于插进胸腔的导管不可避免地刺激和损伤壁层和脏层胸膜,更容易引起胸膜增厚、粘连、分房,使得抗结核药物更难发挥疗效。这只是一个推测,其实要证实或推翻这个观点并不困难,设计一个随机对照试验就能解决所有的问题。

本文所说的 TPE 是指单纯的初治 TPE,不包括耐药、结核性脓胸、已经出现胸腔分隔或包裹的病例,这些病例的治疗将来会另文介绍。

(2019 年 9 月 1 日)

19. 我们的差距

有时候看到很多充满阳光的报道,说我们的医学科学水平和世界接轨了,在有些领域还占住了话语权地位。这么说,估计也没有太大的错误,毕竟我国的诊治技术确实有了举世瞩目的巨大提升。譬如说,我国的医师在顶尖科学杂志发表的基础和临床研究论文越来越多,其中不乏足以引领科学发展方向的创新性工作。但是,整体而言,我国的医学科学还有待更大的进步,特别是在观念和常规操作方面,尤应注重更细致更规范的工作。

以我比较熟悉的结核性胸腔积液(TPE)的诊断效率为例,就能轻而易举地看出我国在 TPE 管理中与发达国家和地区之间的差距。国外 TPE 找到抗酸杆菌的阳性率一般不超过 10%,结核性脓胸或 HIV 阳性者则可以高到 20%(*Respirology* 2019,doi:10.1111/resp.13673)。即使就保守的以阳性率 5% 来说事,那也是一个不得了的事。我国每年新发结核病例约为 100 万,其中大概有 12 万为 TPE。也就是说,仅仅是仔细化验胸水标本,使得抗酸杆菌的阳性率达到国际先进水平的中位数,我国每年就该有大约 6000 例 TPE 患者得到确诊。但很遗憾,在我的职业生涯中从来没有见过在 TPE 患者的胸水标本中找到抗酸杆菌。我们在工作中的确诊病例几乎全部依赖于内科胸腔镜取得胸膜活检标本经病理学/病原学诊断。这里必须强调一个基本的状况,那就是,我们需要更多的耐心对待日常工作。我们做不到如此细致固然有很多原因,诸如医疗任务繁重等,但无论如何不能改变工作没有取得最好结果这个基本的事实。

我自 1989 年医学院毕业至今当了整整 30 年的医师(可以除外在国外学习的 3 年),见过 TPE 培养结核杆菌阳性者不足 10 例。关于该项检查,结核病专科医院的阳性率应该大大高于我供职的综合医院。

南非这样的中等发达国家在超声引导下应用 Abrams 针进行胸膜活检,诊断 TPE 的敏感度居然高达 81.8%,换用 Tru-Cut 针也能高到 65.2%(*Thorax* 2010,65:857-862)。我们确实做不到这一步,不是因为我们不够心灵手巧,只能说我们缺乏足够的工匠精神。

临床医疗工作固然越来越需要高精尖的诊疗设备,但更需要医师埋头做好最基础的日常工作。毕竟,疑难杂症再多也只是少数,绝大多数患者罹患的是常见病、多发病,只要医师遵循常规和诊治指南就能做好几乎所有的医疗程序。很多时候,我们的工作没有做到令人满意的程度,不是因为没有把牛角尖钻到位,而是对牛角视而不见。

今天写本文,首要目的在于进行自我反省,次要目的在于希望能借此与青年同行朋友们共勉。

(2019 年 9 月 17 日)

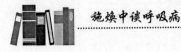

20. 滑石粉给药途径不重要

尽管目前一般认为,对于恶性胸腔积液(MPE)尚无有效的治疗手段,但有一些基本的步骤已经形成了共识。最重要的一个共识是,对于没有肺塌陷的 MPE 患者,推荐在胸腔置管充分引流的基础上胸腔注入 4g 的滑石粉进行胸膜固定术,以缓解呼吸困难症状。大多数接受滑石粉胸腔注入的 MPE 患者会获得裨益。

滑石粉给药的手段有两种:一是通过内科胸腔镜喷洒滑石粉(方法 1),二是经引流管注入滑石粉匀浆(方法 2)。在此之前,小样本的研究结果显示方法 1 和方法 2 的效果是等同的。2018 年的 ATS 指南就明确指出,可以依据医师的经验和患者的意愿选择两种方法中的任何一种。

今年第 1 期的 *JAMA* 发表了一项多中心 RCT 的研究结果(*JAMA* 2020,323:60-69),使得现在有了更有说服力的证据。该项研究的假设是,方法 1 引起胸膜固定术的效果优于方法 2。共有英国的 17 家医院参与了该项从 2012 年 8 月至 2018 年 4 月间进行的 RCT。试验中共有 330 名受试者入组,最终随访至 2018 年 10 月。入组条件要求受试者年龄在 18 岁以上,确诊为 MPE 并能耐受胸腔镜术。出于诊断目的需要进行胸腔镜检查或存在肺塌陷的患者被排除在试验之外。

166 名受试者被随机分配到方法 1 组,164 名被分到方法 2 组,最终共有 320 名(97%)纳入主要观察指标的分析。主要观察指标是随机分配后 90 天胸膜固定术的失败率;次要观察指标包括 30 天和 180 天胸膜固定术的失败率等。在 90 天时,方法 1 组 161 例患者的胸膜固定失败率为 36 例(22%),方法 2 组 159 例患者中的 38 例(24%)[校正比值比为 0.91

(95%CI,0.54～1.55),$P=0.740$]。此外,两个治疗组间24个次要观察指标中,任何一个的比较都没有出现统计学上的显著差异。

这项大型RCT给我们的信息非常明确,那就是,经胸腔镜喷洒滑石粉和经引流管注入滑石粉匀浆引起胸膜固定的失败率没有差别。失败率是一个研究用的指标,换成临床日常用语就是两种方法治疗MPE的成功率或者说疗效是一样的。很遗憾,目前在国际上作为管理MPE常规用药的滑石粉在中国还不能上市,也就是说,价格便宜的滑石粉在国内无药可用。

在实际工作中,我们体会到给予适合于靶向或免疫学治疗的MPE患者以相应的药物,可以显著延长生存时间。接受靶向或免疫治疗之后,以良好的生活质量存活五六年以上的MPE患者越来越多,而且非常有可能长期生活下去。这就是现代医学进步给人类带来的无限希望和生机。只是,目前还没有循证医学证据推荐这一崭新的疗法。有兴趣的同道可以开展这类研究,结果将大大有益于MPE患者的管理,前提是按照规范行事。

(2020年1月14日)

21. 治疗气胸也是无招胜有招

前天,我看到《新英格兰医学杂志》发表了一篇由新西兰和澳大利亚医师联合完成的关于气胸治疗的论文(*N Engl J Med* 2020,382:405-415),觉得有点惊喜。

1/3的气胸属于原发性,可见于没有肺部基础疾病的人。现在的指南依据进入胸腔气体的多少将气胸笼统分为大小两类,传统的观点则分

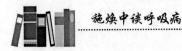

为大中小三类。对于小量气胸，人们的看法非常一致，那就是采用保守的方法，亦即不惹事不抽气。对于中大量的气胸，各家意见大相径庭，主张抽气的医师占多数。抽气过程有时候很长，即使时间不长也是相当痛苦的。毕竟，一根管子插进胸腔，一动就痛，要想不痛就只能直挺挺地躺在病床上。而且，插管排气还很容易出现脱管、堵塞、出血、感染等并发症。

在该项研究中，作者将 316 例首发的单侧中大量原发性气胸患者随机分为两组，一组即时给予干预抽气（干预组，$n = 154$），另一组只作观察不予抽气（保守组，$n = 162$），随访时间为 1 年，主要观察指标为 8 周时肺复张的情况。

保守组有 25 例（15.4％）患者需要进一步干预以排气，其余 137 例（84.6％）则继续平安无事。干预组和保守组 8 周时肺复张的成功率分别为 98.5％和 94.4％，非劣性比较有统计学差异（$P = 0.02$）。正如所料，与干预组相比较，保守组出现严重并发症及气胸复发的风险显著降低。

虽然保守组主要观察指标与干预组相比略有逊色，使得离开这一组的患者较多，他们必须抽气才行，但上述研究结果还是能够提供中等程度的证据，保守疗法在明显减少并发症的情况下，其整体效果并没有显著逊于干预组。也就是说，今后在处置气胸即使是中大量的气胸也宜采取更加审慎、更加保守的态度，能不抽气就尽量不搞多余动作。在观察过程中，如果患者气胸始终不吸收，呼吸困难持续不缓解甚至加重并出现其他情况，到时再抽气也不迟。

在很多时候，无招胜有招。今天治疗 SARI 也有类似的地方，想当然可以认为激素可以减轻炎症反应，从而有利于改善预后，但实际情况是在绝大多数情况下无须考虑使用激素。

（2020 年 2 月 1 日）

22. 科学治疗气胸有时候行不通

由于多项大型临床随机对照试验(RCT)提供重要的循证医学证据，国际上关于恶性胸腔积液和复杂性肺炎旁胸腔积液的治疗理念发生了非常大的变革。自发性气胸(原发)治疗的理念目前也正在发生重大的变化。比如说，《新英格兰医学杂志》今年 2 月份发表关于气胸治疗的论文(*N Engl J Med* 2020,382:405-415)指出，对于首发的单侧中大量自发性气胸患者，单纯观察不予以抽气或导管引流排气的保守疗法在明显减少并发症的情况下，其整体效果并没有逊于积极干预组的对照组。注意，这里说的是中大量而不是小量气胸，因此有必要强调：即使是大量气胸，在严密观察的前提下完全可以不抽气。

最新一期的《柳叶刀》发表了一篇同样十分有震撼力的研究论文(*Lancet* 2020,396:39-49)，报道一项门诊治疗自发性气胸的 RCT 研究结果，结果同样值得深思。

这是一项开放标签的 RCT，在 3 年的研究期间从英国 24 家医院招募 236 例出现症状的自发性气胸成年患者(16—55 岁)参与研究。患者按 1：1 比例随机分为门诊治疗组(*n*=117)或基于指南的常规治疗组(抽气/置管引流或两者均使用)。门诊组的干预措施是使用英国 Rocket Pleural Vent 生产的"门诊包"(ambulatory device)置管排气，治疗完就回家。主要观察指标是随机分组后的住院时间(包括 30 天内再次入院的住院时间)。

研究显示，门诊组的住院时间(当然是 0 天)比常规组明显缩短(中位数为 4 天，IQR 0～8 天)。门诊组和常规组分别有 64 例(55%)和 46 例

（39%）出现不良反应，前者 14 例出现严重不良反应的患者转而接受常规组的干预措施，其中的 8 例不良反应与干预操作有关，包括气胸加重、肺水肿、装置故障、漏气，以及导管移位等。

上述结果提示，自发性气胸完全可以在门诊进行管理，这样可以显著缩短住院的时间，但缺点是不良事件明显增加。但需要指出的是，出现并发症之后再收入住院便能得到很好处理。当然，这样的管理方案当然只适用于国外的医疗环境，对于国内今后气胸的管理几乎没有借鉴作用。

我当然能够理解，很多胸腔操作包括胸穿排气/排液都可以在门诊进行操作，尤其是那些需要反复胸穿的患者。但据我所知，很多医院的呼吸科医师都不够胆这么做，几乎所有胸穿都在住院之后才敢动手。既然在门诊进行有创检查或治疗出现并发症的风险大大高于住院后再操作，在患者及其家属不愿意共同承担医疗风险的情况下，不会有医院或医师愿意单独去承担这样的代价。

"人命关天"这句话永远是对的，然而，缺乏理性去对待医学问题则是不对的，患者需要付出的代价是沉重的。

（2020 年 7 月 8 日）

23. 欧洲新版指南中关于恶性胸膜间皮瘤治疗的 10 个核心问题

恶性胸膜间皮瘤（MPM）是少见的胸部恶性肿瘤。目前缺乏疗效满意的治疗手段且预后差，这让 MPM 成为呼吸和肿瘤学科一个非常重要而棘手的临床难题。MPM 几乎不可能做到早期诊断，或许在很早的早期，肿瘤就已广泛分布，所以手术不能达到根治目的。

在培美曲塞出现之前,甚至没有一种哪怕能呈现一点点疗效的化疗药物,而且2009年之后,就再也开发不出一种新药,这种情况下在其他种类的恶性肿瘤很少发生。

作为治疗肿瘤三大支柱之一的放疗,以前认为可以用于预防胸穿或置管部位MPM的种植相转移,现在完全否定了这种说法。虽然放疗不能达到MPM的治疗目的,但还有一点用处,那就是能用于缓解因为肿瘤侵袭胸壁而出现的剧烈胸痛。

同样令人头疼的是,迄今没能找到治疗MPM的靶标,或许根本就不存在这样的靶标,使得靶向治疗无从谈起。在其他肿瘤治疗中,基于PD-1/PD-L1制剂的免疫治疗搞得风生水起,但对于MPM的价值迄今没有明确的答案。

欧洲MPM专家工作组在系统评估发表于2009—2018年间的文献的基础上,制定了新版关于MPM日常管理的实用指南,该指南最近发表在《欧洲呼吸杂志》(*Eur Respir J* 2020,55:1900953)及欧洲多本其他医学杂志上。

我们已经组织科室同事撰写关于欧洲新版指南的解读,如果有专业杂志愿意发表,届时我再转发。下面是我本人整理的新版指南中关于MPM治疗10个最核心的问题。很遗憾,指南就只有足够的证据阐述这10个问题,更有第11~100个问题无法提出推荐意见。

问1:对于有症状的MPM患者,与滑石粉胸膜固定术相比,部分胸膜切除术能否作为姑息性治疗手段?

答1:指南推荐通过胸腔镜注入滑石粉以控制反复涌现的胸腔积液,应作为治疗肺无萎陷的患者首选的方法(强推荐)。对于胸膜固定术或置管引流不奏效的患者,如能耐受手术可考虑给予部分胸膜切除术(弱推荐)。

问2:MPM适合于施行根治性手术(包括胸膜及肺切除术、肺切除术、胸膜剥脱术)吗?

答2:根治性手术有可能适合于少数有适应证的患者,至于哪一部分患者能获益则全无所知,所以常规不推荐根治性手术。如果要实施手术,则应纳入某一项注册观察性研究或随机对照试验,为将来更合理的选择提供证据。

问3:MPM患者能通过放疗缓解疼痛吗?

答3:肿瘤侵袭胸壁结构引起胸痛时,建议给予姑息性放疗以缓解症状(中推荐)。

问4:MPM患者能否通过放疗预防胸腔穿刺或引流部位发生的肿瘤种植转移?

答4:强烈不推荐这个做法。

问5:MPM患者术后使用辅助性放疗有意义吗?

答5:目前没有证据建议或反对包括胸膜及肺切除术、肺切除术、胸膜剥脱术之后辅以放疗,可以设计临床试验对此进行前瞻性研究。

问6:是否应将培美曲塞与铂剂联用作为治疗MPM的一线化疗方案?

答6:自2009年以来,没有任何一种治疗MPM新药的疗效得到过证实,所以化疗方案只能和上一版指南相同。新版指南也建议将含铂剂和培美曲塞的组合列为无禁忌证患者的一线方案,同时要补充叶酸和维生素B_{12}(强推荐)。

问7:有无必要将贝伐单抗或其他靶向疗法添加到一线化疗方案中?

答7:在采用顺铂/培美曲塞的一线方案的同时,可以试加用贝伐单抗(弱推荐)。但是,美国FDA尚未批准这一方案。

问8：一线方案治疗失败后，MPM患者能使用免疫疗法作为补救的用药吗？

答8：这样的治疗方案的研究目前还在进行之中，所以没有现成的答案，鼓励多多开展这方面的临床试验。

问9：使用什么标准来评估MPM治疗的整体疗效？

答9：总的说来，评估某一种方案的疗效应该结合临床指标（症状控制和生活质量）、影像学（CT和PET），以及生存资料（进展时间和总体生存）等的变化做出判断。

问10：与单独化疗相比较，采用多学科协作诊疗方式对于MPM有意义吗？

答10：众所周知，多学科协作诊疗对于提高肺癌的治疗质量至关重要，但对于MPM的临床价值尚未明朗，不一定有意义。呼吁加强这方面的临床研究。

对于任何一种疾病的诊断和治疗提出建议，必须基于严格的临床研究（通常是随机对照试验）提供的证据。证据级别高就可强推荐，反之亦然。此外，还必须考察提供证据的临床研究本身的质量，如研究是多中心还是单中心研究等。必须明确指出，没有证据支持的药物和方案就不能推荐；有证据推翻原先使用的药物和方案，则应该放弃。

任何一个指南中的推荐或不推荐意见，都是一组专家依据循证医学研究的证据提出的集体结论，可能不完善甚至可能存在错误，但通常是在当前条件下最合理的诊治方案。当然可以质疑指南，甚至可以推翻其推荐的意见，但质疑和推翻必须拿出新的研究证据才有意义。仅凭某一位或某一组专家的感觉和经验，不足以起到推翻的作用。

（2020年7月15日）

三、其他呼吸疾病

1. 女性哮喘患者怀孕后是否可以停用吸入激素

这不是一个新的问题,甚至不再是一个问题。女性哮喘患者妊娠期尽可放心吸入糖皮质激素(简称激素),这早有定论,已是常识,但在日常门诊中每每遇到这个不是问题的问题。

在切入正题之前有必要反复强调,在我国很少存在真正意义的"难治性哮喘"成年患者。只要不持续存在发病因素或并发症,诸如长期暴露于过敏原、ABPA 等,几乎所有的哮喘患者经过规范的治疗都能得到良好的控制。吸入激素为基本的用药,在此基础上依据病情调整剂量或加用其他控制症状的药物。反过来说也是正确的,如果症状反复发作,首先怀疑治疗依从性差、用药次数不规范、激素用量不适当、吸入方法不正确等。

关于妊娠期使用吸入激素的问题,美国国家哮喘教育与预防计划(The American National Asthma Education and Prevention Program)早于 2005 年就推荐吸入激素作为妊娠期控制持续性哮喘的首选治疗(NAEPP expert panel report. Managing asthma during pregnancy:recommendations for pharmacologic treatment-2004 update. *J Allergy Clin Immunol* 2005,115:34-46)。因为已是定论,13 年过去了,国际上至今未再专门

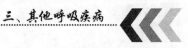

更新关于妊娠期吸入激素的专家组意见。

　　个人认为,最有说服力的证据是来自瑞典、美国、丹麦、德国的一组医师于 2012 年发表在 *Blue Journal* 的研究报道(Inhaled glucocorticoids during pregnancy and offspring pediatric diseases:a national cohort study. *Am J Respir Crit Care Med* 2012,185:557-563)。该前瞻性大型研究的数据来自丹麦出生于 1996 至 2003 年间出生的人口登记资料。丹麦全国半数以上的全科医师参与了该项工作,他们邀请所接诊的首次怀孕的孕妇参与研究,60％的受邀孕妇同意配合。

　　共有 65 085 对母子(女)完成了儿童诊断评估、母亲哮喘状态、吸入激素用药等资料的采集,最终发现 61 002 位(93.7％)孕妇无哮喘,其余 4083 例(6.3％)为哮喘患者。研究结果显示,妊娠期吸入激素除了与小孩出生之后出现内分泌、代谢和营养状况轻微失调的风险增高(风险比 1.84,95％可信区间 1.13~2.99)存在相关关系之外,不增加其他任何一种疾病的发病风险,这些疾病包括感染包括寄生虫感染、肿瘤、血液和免疫疾病、母亲新发疾病、神经系统异常、眼病、耳病、循环系统疾病、呼吸系统疾病、消化道疾病、皮肤病、肌肉骨骼疾病,以及泌尿生殖系统疾病等。

　　激素是一把双刃剑,本身不针对某一个特异性靶点对疾病进行干预,其作用的机制可以笼统地理解为"抑制炎症反应"。在医疗实践中,无论是何种成年人疾病,凡是需要长期使用激素(不管是内用还是外用)治疗的,没有一种是能够根治的。应用激素的目的通常不在于根除某种疾病,而在于控制某种症状,或帮助患者度过危急关头以利于后续治疗发挥效应。

　　哮喘的治疗目标是控制喘息等症状,而不是根治。部分哮喘患儿在成长过程中有可能自愈,自愈的机制尚未阐明。成年以后发病,哮喘也有可能在一段很长的时间内不发作,最可能的原因是离开了过敏原环境。可以这么说,凡是声称能够根治成人哮喘的药物和疗法都是骗人的,概莫能外。

如果哮喘症状长期不出现,完全可以尝试停用治疗用药,包括吸入激素。上述的欧洲研究再一次告诉我们,女性哮喘患者妊娠期间吸入激素是非常安全的,绝对没有一些非专科医师所担心的各种严重并发症。必须明白,吸入激素即使可能有一些不良反应,但其损害程度远远小于哮喘发作本身。哮喘不控制的危害性有两方面:其一是造成母亲的病情加重,甚至有可能危及生命;其二是哮喘必定会引起缺氧,缺氧对于胎儿的影响尤应倍加小心。

总的说来,妊娠过程不影响吸入激素的用药方案,不能因为怀孕而自行停药或减量。如遇到疑惑,则有必要前往正规医院的专科就诊,听取呼吸科医师的专业意见。

(2018 年 3 月 7 日　北京)

2. 呼吸科三个常见的误区

在日常工作经常碰到的一些医疗上的认知误区,有些误区源自医学知识不普及,有些则完全是因为受到传统文化根深蒂固影响的缘故。以下是三个经常碰到的误区,有必要加强宣传教育。

第一,一些中老年哮喘和(或)慢阻肺患者多次就诊,也使用了一段时间的吸入激素或(和)长效支气管扩张药,但反复诉说疗效不佳。一问,发现这些患者常常不遵医嘱用药,自行减少吸入药物的次数或者减少剂量。再追问,回答说担心现在就用这么好的药物,再过几年耐药之后无药可用

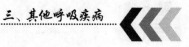

怎么办？

服药不是吃辣椒，辣椒吃得多了就会越来越不怕辣。β₂-受体敏感性降低问题确实曾经受到过研究人员的关注，但是，长效或短效支气管扩张药的耐药问题从来不曾引起过临床医师的关注。迄今为止，医师在用药时从来没有考虑过"几年之后不再有药用"这个问题。

最大的问题是，既然医师已经建议你用上了吸入药物，就说明现在的病情需要这个，不用则不足以控制喘息或缓解气短症状。放着现在需要处理的问题不解决，反而忍受痛苦为将来若干年做准备，显然是不对的。如果不治疗，老年慢阻肺患者恐怕不需要考虑几年之后的事了。

第二，慢阻肺/支扩发展到呼吸衰竭阶段，当血氧分压下降到一定程度之后，氧疗尤其是长期家庭氧疗就成为治疗的基本手段之一。持续低流量吸氧能显著减轻呼吸困难，并延长生存时间。有些患者也能体会到吸氧的好处，但就是坚持不吸氧，实在忍受不住才短时间吸氧。一问为什么，回答说现在不吸氧还能忍一忍，担心时间一长就会造成氧气依赖。

这是很荒唐的想法，最大的荒唐在于这样的荒唐并不少见。人类哪一秒钟不依赖于氧？你之所以需要吸氧，完全是因为肺的通气和换气功能严重障碍导致了缺氧的缘故。既然缺氧，吸氧便是第一种有效的弥补手段。你吸氧不吸氧，依赖氧都是必然的，不存在"不吸氧能锻炼耐受缺氧能力"之事。

举个例子来说明这个问题，人口渴了就该喝水，故意不补充水分以防止依赖水，这是不对的。任何时候，生命都依赖于水。

第三，对于终末期肺癌患者不建议给予积极的治疗，不要质问医师"那不就是要等死吗"？"等死"这样没有人性的话不该从医师的嘴里说出来。我们的医学术语是"临终关怀""保守治疗""姑息治疗""对症治疗"等。

治疗肺癌的手段一般包括四种：手术、化疗、放疗、靶向/免疫治疗。肺癌管理的基本原则是首先确诊,在此基础上进行病理分型、基因诊断、临床分期,最后的治疗方案应该由呼吸科、胸外科,以及放疗科等多学科医师联合会诊决定。当某一位患者错过了手术机会,不能耐受化疗/放疗,不适合靶向治疗,很遗憾,此时只能对症治疗。

目前,我国普遍需要加强关于临终关怀及死亡的科普教育,让更多的人理性对待临终状态和死亡。

（2018 年 3 月 15 日）

3. 呼吸疾病越发多见

呼吸系统常见疾病越来越常见,以至于近期病床床位相当紧张。这种形势原本在冬季寒冷季节较为突出,没想到入春之后仍很严峻。

大概是由于老龄化社会翩然而至,控烟难见成效、空气污染有待改善等原因,多种呼吸相关疾病,包括肺癌、慢阻肺、慢性咳嗽等的发病率都有增加的趋势。呼吸科门诊人山人海自是不必多说,排队候床住院的患者也很多。很多从外地专程来到朝阳呼吸就诊的胸腔积液患者不得不住进附近的宾馆等待床位空出。

由于冬季肺部感染多发、病情严重而复杂,其中不少为复合感染,以至于朝阳呼吸在过去一两个月当中的抗菌药物的使用强度显著升高,DDD 严重超标。情况到了本月份有了好转,上述两项指标已经回落了医院的指导数值。看来,抗菌药物的使用还真与季节直接相关。

这段时间,胸腔积液患者也不少,学生们每周总能收集到 2～3 例合格的胸水标本用于研究。关于人类淋巴细胞性胸腔积液中的 B 细胞的免疫学研究，第一个实验迄今已足 5 年，第一名博士生从 2013 年开始干活，另一名博士生从 2015 年接手，现在还有不少实验仍在进行之中。这一部分的工作到什么时候可以完成，我心里好像越来越没有底了。

因为博士生 3 年必须毕业，而且只有发表 SCI 论文之后才能获得参加毕业答辩的资格。我们自己本来就采取集团作战的策略，在博士毕业论文的问题上可能不需要过分担心。今年毕业的学生通常动用上一两届师兄师姐们积累下来的部分实验结果，结合自己的资料撰写出毕业论文。同样，他们的资料又将有一部分成为明年毕业学生的学位论文。我认为这么做是合理的，因为所有师兄姐弟妹的工作全都集中在胸腔积液这个领域，所有的师弟妹都不可避免地直接参与师兄姐们的实验。不这么做，我很难相信有学生能够顺利毕业。

我们和其他单位合作的一项临床研究工作也很有意思，该项工作是探讨 PET/MRI 对于恶性胸腔积液的诊断价值。PET/CT 单项指标对于判别良恶性胸腔积液的价值十分有限，而 PET/MRI 国内外尚无报道。由于检查费用昂贵，研究开始半年截至今天只有 18 例患者入组。

对于这样的一项临床研究，18 例患者的资料应该可以总结成一篇初步的研究报告了。尽管从这么小的样本量中得出的结论，还不足以说明 PET/MRI 确切的诊断价值，但至少可以提示，这一技术值得进一步探讨还是根本就没有意义。我希望 4 月底能将稿子投出去，首试 *Chest*。

（2018 年 3 月 31 日）

4. 积极倡导肺癌的多学科协作诊疗

多学科团队协作（multiple disciplinary team，MDT）不是一个新近提

出来的概念,早就融合在我们的医疗实际工作之中。举一个非常显浅的例子来说明这个问题的重要性:朝阳呼吸每天有一位二线班医师专职负责全院其他科室的急会诊,工作量之大,非常人所能理解。另一个例子与此有异曲同工之妙,我们科室的大多数危重患者都需要劳烦兄弟科室的医师前来会诊。少数情况下,一些疑难重症患者需要由医务处出面组织全院大会诊。所有这些,本质上就是 MDT 的工作形式。

今天下午,"朝阳医院肺癌 MDT 会诊平台"在门诊大楼十层举行了高规格的项目启动仪式,分管医疗的童朝晖副院长莅临会场鸣锣击鼓助阵。来自胸外科、肿瘤科、影像科、病理科、核医学科、介入科、骨外科、骨肿瘤科、神经外科、中医科及药剂科等兄弟科室的主任们参加了启动会议,并全都表示一定会积极参与其中。

几乎所有的呼吸疾病都有需要 MDT 的时候,随便举一个例子:重症肺炎涉及的科室除了呼吸科之外,通常需要病原微生物(感染)科、影像科、病理科等科专家的会诊意见。

特别需要 MDT 的疾病当属肺癌。肺癌已经成为中国事实上的癌王,具有发病率高,病死率高,中晚期治疗手段有限等特点。直到今天,不少地区尤其是基层医院对于肺癌的治疗观念依然有待改变。譬如说,有时候难免会出现这样的情况:呼吸或肿瘤内科首诊肺癌即化疗,胸外科医师首诊即手术切除,放疗科首诊即放疗。倡导并严格实施 MDT 就可以避免发生不规范的治疗过程。

近年来,人们已经逐渐认识到经由 MDT 争取做到个体化治疗,对于改善患者的预后,提高生活质量是极端重要的。譬如说:①一些患者(Ⅰ期)直接接受肿瘤切除手术,其中部分患者术后不需要化疗或放疗,另一部分患者则有必要给予化疗或放疗;②一些患者应该先行化疗两个周期

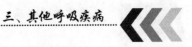

使肿瘤有所缩小再手术，术后接着再化疗；③一些患者不能手术，可以通过化疗或放疗延长生存时间；④还有一些患者可以从靶向治疗中得到很大的裨益，也有一些患者不适宜靶向治疗。总之，MDT 可以保证患者获得最大的医治效益。

今天启动朝阳医院肺癌 MDT 会诊平台将由呼吸科张予辉主任医师负责具体的工作，每周定期组织 MDT，由相关学科的专家集中在一起对门诊和住院的肺癌患者进行会诊，商讨之后提供统一的诊断和治疗建议。此外，MDT 会诊平台每月将安排有实际意义的学术交流。在观念更新神速的今天，此种跨学科交流尤为重要。譬如说，日本最新的研究结果初步显示（论文尚未公开发表），Ⅰa 期肺癌采取肺叶切除术的远期疗效明显优于肺段切除术，尤其是在防止肿瘤复发等方面。

今后，朝阳呼吸将积极推进其他病种的 MDT 工作，因为这些工作对患者有更大的好处。

（2018 年 4 月 2 日）

5. 将胸部低剂量 CT 纳入年度体检的原因

成年人应该从多大的年龄开始年度全面体格检查？这个问题不会有一个令众人心服口服的权威说法。个人觉得，年过 40 岁干这种理智之事总不会有错，50 岁之后更不能再掉以轻心。我从 50 岁起零星做些检查项目，主要是血脂和尿酸化验等，真正的全面体检是从去年开始的。

一般的体检项目包括：问诊以了解现病史、过去式、个人史等，医师检查身体，心电图，胸片，腹腔/盆腔脏器超声，三大常规，包括肝肾功能的生化等。最近几年，国内越来越多的单位组织职工体检时以胸部低剂量 CT

取代胸片,旨在发现早期的肺部病灶,尤其是肺癌。这是非常科学的做法,拯救了无数人的生命。

　　在一项大型的协作研究中(*N Engl J Med* 2006,355:1763-1771),研究人员对 31 567 名有肺癌风险但无症状的受试者进行了胸部螺旋 CT 筛查,其中 27 456 名进行了复查。结果发现,CT 筛查导致 484 名受试者的肺癌得到诊断,其中 412 例(85%)为临床Ⅰ期患者。302 例Ⅰ期患者于诊断后 1 个月内接受了手术,他们的生存率为 92%(95% 可信区间,88%～95%)。其余不做治疗的患者全数于 5 年内死亡。该研究的结论非常简单:年度螺旋 CT 筛查能检测出可以治愈的肺癌(Annual spiral CT screening can detect lung cancer that is curable)。

　　上述的研究只是一项观察性研究,其结论的证据性尚不十分强。来自美国 33 家医院的研究团队于 2011 年发表了前瞻性研究结果(*N Engl J Med* 2011,365:395-409)。2002 年 8 月至 2004 年 4 月间,53 454 名有肺癌高风险的受试者被随机分为 2 组,一组每年接受胸部低剂量 CT 筛查($n=26\ 722$),另一组则拍摄常规胸片($n=26\ 732$)作为对照。在 3 个年度的筛查中,低剂量 CT 组的阳性率为 24.2%,而胸片组只有 6.9%。当然,大多数的阳性结果并非肺癌。该研究最有价值的发现是,低剂量 CT 组每 100 000 人年的肺癌死亡 247 例,而胸片组为 309 例,说明低剂量 CT 筛查能将肺癌病死率降低 20.0%(6.8%～26.7%;$P=0.004$)。另一项大型的对照研究也得出相类似的结论:对于具有肺癌高风险的人群而言,低剂量 CT 能最大限度地降低死于肺癌的人数(*N Engl J Med* 2013,369:245-254)。

　　"早期诊断,早期治疗"的诊治原则适用于绝大多数类型的恶性肿瘤,尤其是肺癌。早期手术切除是根治肺癌的唯一手段。常常看到一些患者

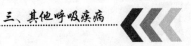

和(或)家属笃信江湖神医使用非常规的疗法能够根治晚期肺癌,使患者起死回生。我从来不曾见识过那样的病例。要是听到有人说有,我会想到:① 那可能是一个捏造出来的病例;② 原来的诊断有误,最大的可能性不是肺癌;③ 一些抗癌英雄隐瞒其手术、化疗或放疗的治疗史,在心灵鸡汤中蓄意夸大"良好心态"的作用;④ 有些病理类型癌症的恶性程度很低,患者可以长期生存。随着医学技术的发展,不断涌现的新药如靶向治疗药物能够显著缩小瘤体,延长患者生存时间并提高其生活质量,但还不能达到根治的目的。

在实际工作中会出现体检未发现异常,不久因症状就医而诊断出肺癌的病例。这种情况不难理解,肿瘤的生长速度和侵袭性离不开发生组织、病理类型及其他因素的影响。但是,这不能否定低剂量 CT 筛查给整体人群带来的裨益。另一方面,有些肿瘤早可能已存在,只是还没有进展到出现症状,此时体检发现为时已晚,患者丧失了治愈的机会。这样的事在医院里常常见到,很无奈。

需要指出的是,支持进行年度胸部低剂量 CT 筛查的证据,多来自具有肺癌高风险人群的临床研究结果,这些风险首先包括吸烟等。对于那些低风险的人群而言,尚无强有力的证据显示 CT 筛查是必不可少的。

CT 发现早期肺癌,这一说法是有科学根据的。因此,当年龄达到一定的岁数之后,真有必要考虑接受这个体检项目。

(2018 年 5 月 13 日)

6. 慢性阻塞性肺疾病的临终治疗

2008 年,《英国医学杂志》报道了荷兰一位 55 岁女性终末期慢性阻塞性肺疾病(慢阻肺)患者,寻求并最终获批实施安乐死的全过程(*BMJ* 2008,337:a2701)。这是世界首次因为罹患慢阻肺而自愿接受安乐死的患者。

该患者于 1997 年诊断慢阻肺,先后进行过 7 次肺康复治疗和 1 次肺减容手术,2006 年起接受长期氧疗。2007 年 11 月该患者再次入住护理院,她希望通过严密的综合治疗与体能训练,再次改善自理能力并最终顺利出院回家。但是,尽管进行了 2 个月旨在改善健康状况与日常生活能力的积极治疗,患者的病情仍进行性恶化,无法出院。

由于健康状况进行性恶化,患者不得不同时接受姑息治疗与常规治疗,包括控制症状与日常护理,不久开始和医师讨论预后与临终治疗。患者决定不进行抢救并拒绝转入重症监护病房。患者提出安乐死愿望 13 天后,医师邀请精神科医师与专职医师会诊确定安乐死方案,其亲属亲临现场目视安乐死的实施过程。

荷兰慢阻肺患者接受安乐死只是一个极端的例子,这种做法还未为世界各国医师和患者所接受。但是,这一事件必将引发人们对慢阻肺终末期的临终关怀更广泛的关注。

目前,控制慢阻肺最有效的治疗措施包括戒烟、长期家庭氧疗、肺减容手术、吸入激素/支气管扩张药等。必须清醒地认识到,慢阻肺的病情尽管有可能得到长期的控制,合并哮喘时肺功能也可部分可逆,但其本身属于"不能被根治的疾病"。所有的治疗用药都不能治愈慢阻肺,不能逆转日益下降的肺功能,只能部分缓解慢阻肺导致的相关症状。

既然不能改变慢阻肺的预后,理性面对和接受晚期慢阻肺的不良预后就成为患者及其家属应该采取的科学态度。到了人生的终末阶段,就不能回避临终治疗策略这个非常重要的问题。

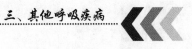

本月 11 日,《美国呼吸与危重监护医学杂志》在线发表了加拿大一篇题为 *End of life strategies among patients with advanced chronic obstructive pulmonary disease* 的研究论文(*AJRCCM* 10.1164/rccm.201803-0592OC)。加拿大安大略省的一组医师于 2004－2014 年间观察记录了 151 912 例晚期慢阻肺患者接受姑息照护、长期氧疗、类罂粟碱等的临床治疗策略。研究发现,该地区晚期慢阻肺患者使用正规的姑息照护的比率从 2004 年 5.3％ 上升到 2014 年的 14.3％(年递增 1.0％);使用长期氧疗的比率从 2004 的 26.4％ 上升到 2013 年的 35.3％(年递增 1.1％);使用类罂粟碱的比率则无明显变化。

上述基于人群的研究结果表明,尽管像加拿大这样发达国家的晚期慢阻肺患者,使用临终关怀措施的比率近些年有所增高,但整体而言仍然处于较低水平。我国在此方面面临的挑战更为严峻,人们甚至普遍不能接受"临终关怀"这样的字眼。

由于人口老龄化、吸烟人群庞大、空气污染尚未得到遏制,再加上其他因素的影响,我国过去十多年来慢阻肺发病率逐年攀升。2007 年,我国报道的 40 岁及以上成年人慢阻肺发病率为 8.2％,现在的这个数字是 13.7％。所以说,慢阻肺不仅仅是一个医学问题,同时也是一个严重的公共卫生和社会问题。

几天前,一个小姑娘在微信中对我说,她奶奶年近九旬,被确诊为晚期肝癌多时,不再适合手术、化疗和其他治疗,最后问我还有什么办法能延续奶奶的生命。我的回复非常明确而简单:如果奶奶活得非常痛苦,为什么要延续她的生命?让罹患晚期恶性肿瘤、处于人生终末阶段的老人家在安详中静静离去,这是一种优质的孝道。

(2018 年 6 月 19 日)

7. 好药的由来

本文以治疗慢性阻塞性肺疾病(慢阻肺)和支气管哮喘(哮喘)常用的长效支气管扩张药噻托溴铵为例,从专业的角度来谈谈一种好药是如何进入临床实际应用的。首先申明,本人永远不会替任何一种不良药物站台帮闲,我不干这种有悖于职业道德的事。

2002 年 11 月,德国勃林格殷格翰公司研发的噻托溴铵干粉吸入剂(思力华)首次在欧洲上市,之后一直广泛用于治疗慢阻肺、慢性支气管炎和肺气肿患者。多项临床随机对照研究(RCT)都得出了一致的结论,即噻托溴铵能改善慢阻肺患者的症状、提高运动耐力、改善生活质量并降低急性加重频次(*Thorax* 2006,61:854-862)。随后,著名的 UPLIFT 研究(*N Engl J Med* 2008,359:1543-1554)以前所未有的强有力证据显示了思力华在慢阻肺治疗中的作用。由于思力华在慢阻肺治疗中的强大作用,多国的相关指南或者专家共识一致推荐噻托溴铵作为治疗慢阻肺的一线用药。

随着思力华在慢阻肺治疗中的广泛应用,人们开始关注其安全性,特别是与心血管事件的发生及死亡率的增加是否相关。2007 年噻托溴铵的生产厂商向美国 FDA 提交了噻托溴铵有可能增加中风风险的报告(*N Engl J Med* 2010,363:1097-1099)。这份报告是在对 29 项 RCT 研究中不良事件汇总分析后提出的。然而针对药物不良事件的汇总分析虽然揭示了大量的不良事件,但汇总分析中存在的大量混杂因素,以及他们所带来的内在的局限性和不确定性,使得无法对药物的安全性做出全面、公正的判定。

2008 年，Singh 等在《美国医学会杂志》发表了一篇基于 17 项 RCT 研究的 Meta 分析，将噻托溴铵是否导致心血管事件及死亡率增加的争论推向了一个高潮。这篇 Meta 分析纳入了 11 项噻托溴铵干粉吸入剂的研究、1 项噻托溴铵软雾吸入剂的研究和 5 项异丙托溴铵的研究，发现吸入抗胆碱能药物显著增加心血管疾病导致的死亡、心肌梗死或中风的风险（JAMA 2008，300：1439-1450）。

Meta 分析关于噻托溴铵不良反应的结论与 UPLIFT 研究截然相反。UPLIFT 研究在为期 4 年的研究过程中，患者的死亡资料，包括脱离研究患者的重要数据都以前瞻性方法收集齐全，而且死亡原因由独立的委员会裁定。研究结果显示，噻托溴铵并没有增加心肌梗死的发病率，也没有增加心血管疾病相关死亡率或者全因死亡率。

由于 UPLIFT 研究和 Meta 分析结果大相径庭，美国 FDA 于 2009 年 11 月 19 日组织召开了一次专家会议，会议专门讨论噻托溴铵的安全性。12 名与会专家认为 Singh 等论文中涉及的研究方法存在一定的缺陷，正是这些缺陷导致两个研究的结论相左。这些缺陷包括：对于纳入 Meta 分析研究的选择存在偏倚（即只有那些报道心血管事件的 RCT 研究才会被纳入 Meta 分析）、缺乏对随访时间的评估、治疗组和安慰剂对照组之间的患者脱失率不平衡、在许多研究中缺乏脱离研究者的不良事件资料、将长效和短效抗胆碱能药物的资料合并为一组分析等。经过讨论，专家们最终投票决定采信 UPLIFT 研究的结论，即噻托溴铵不增加心血管事件及其相关的死亡率（N Engl J Med 2010，363：1097-1099）。

几乎与思力华命运相同，勃林格殷格翰公司 2007 年秋推出了噻托溴铵软雾吸入剂（能倍乐）后，其安全性也成为业界关注的焦点。临床研究表明噻托溴铵软雾吸入剂在疗效、药代动力学和安全性上可与噻托溴铵干粉吸入剂媲美。但 2011 年 Singh 等在《英国医学杂志》发表的另外一篇专门针对能倍乐的 Meta 分析，再次诟病噻托溴铵的安全性。该 Meta 分析从其中 5 项研究得出结论，能倍乐增加患者的死亡风险达 52%（*BMJ* 2011，342：d3215）。

随后，Beasley 等 5 名来自新西兰、英国和美国的学者在 *BMJ* 上发表的文章，呼吁应在全球范围内封杀噻托溴铵软雾吸入剂（*BMJ* 2012，345：e7390）。来自南非开普敦大学的 Batema 则反对 Beasley 的观点，极力主张不应盲目封杀能倍乐（*Eur Respir J* 2013，42：590-593）。他认为噻托溴铵干粉吸入剂的使用实际上标志着慢阻肺管理进入了一个崭新的时代，噻托溴铵带给患者无可争辩的临床裨益使得噻托溴铵在慢阻肺治疗药物市场处于事实上的龙头地位。虽然确有一些研究结果显示噻托溴铵软雾吸入剂增加心血管死亡风险，但根据当时研究得出的结论存在缺陷，如安慰剂组患者脱失率高于治疗组，Singh 等的 Meta 分析纳入了 6 项 RCT 研究而结论由 5 项研究得出，而被排除在外的第六项研究是一项为期 6 个月的研究，纳入了 805 名患者，治疗组死亡人数为 2 人，对照组则达到 5 人，有利于噻托溴铵的研究被排除在外。另外不同的研究结论存在不一致性，安慰剂组的死亡率最低 0.77%，而其他研究中安慰剂组的死亡率可达 1.5%～2.5% 甚至更高。为回答以上问题还需要头对头的 RCT 研究来检验其对心血管事件和死亡风险的影响。

令人欣慰的是，2013 年 10 月 17 日，《新英格兰医学杂志》发表了 TIOSPIR 研究的结果（*N Engl J Med* 2013，369：1491-1501）。在这项多中心随机、双盲、平行设计的大规模 RCT 研究中，研究目的是比较能倍乐与思力华的有效性和安全性。在患者的选择上具有宽泛的纳入标准，切实反映真实世界的慢阻肺患者群。与以往不同的是患有心脏疾病的患者,包括心律失常的患者,只要病情稳定均可纳入研究。总计有 17 135 例慢阻肺患者被纳入了研究,随机分成 3 组:吸入能倍乐 2.5 μg/日、5 μg/日及吸入思力华 18 μg/日。结果表明,经过 2～3 年的随访,与思力华相比较,两种剂量的能倍乐均不增加死亡风险。TIOSPIR 研究的结论非常简单:能倍乐无论是吸入大剂量(5 μg)还是小剂量(2.5 μg),其安全性与吸入 18 μg 的思力华都相同。既然思力华是安全的,那么能倍乐也是安全的。

正如 Jenkins 在 TIOSPIR 研究在同期杂志发表的社论中所言,TIOSPIR 研究的科研设计是严谨的、实施过程是审慎的、随访是认真的、患者的纳入标准是恰当的,因此有理由相信,TIOSPIR 研究结论毋庸置疑(*N Engl J Med* 2013,369:1555-1556)。如此高质量的临床研究结果,必将帮助那些原先因为担心不良反应而对能倍乐心存疑虑的医师和患者迅速恢复信心。

过去 3 年以来,国内外关于慢阻肺最重要的临床研究肯定是,广州呼研所钟南山院士和冉丕鑫教授于 2017 年发表的 TIE 研究(*N Engl J Med* 2017,377:923-935)。在 TIE 研究出来之前,相关的指南将噻托溴铵推荐用于治疗存在较高风险和症状较重的慢阻肺患者。TIE 研究最大的贡献在于提供强有力的证据指出,即使是轻症慢阻肺患者也有必要使用噻托溴铵控制症状,即所谓干预前移。这是中国医师对呼吸医学科学进展的重大贡献,值得为之自豪。

综上所述,多项大规模 RCT 证实了噻托溴铵不增加心血管事件和死亡的风险,证实了噻托溴铵的安全性和有效性。本文的核心意思是,一种药物在研发出来之后都必须经过严格的科学研究,证实为临床有疗效,不良反应在可以接受的范围之内,方能放心推广应用于治疗有使用适应证的患者。反过来说也是正确的,对于那些未经过规范临床试验证实为确切有效、适应证不明确,不良反应未明的药物,唯一正确的态度是敬而远之。

(2018 年 6 月 21 日)

8. 全肺灌洗不适于治疗尘肺及哮喘

在不久前的一次门诊中,一位外地的哮喘患者专程跑来要求我们给她做全肺灌洗(whole lung lavage)。我告诉患者说,全肺灌洗治疗哮喘无效。

刚才,我在 Medline 上检索文题中出现 whole lung lavage 对于患者进行研究的英文文献,总共检索到 67 篇,以下是几篇关于非肺泡蛋白沉积症的零星报道。

2013 年,美国 Colorado Denver 大学的 Stafford 等报道以全肺灌洗治疗 1 例急性硅蛋白尘肺患者(*Semin Cardiothorac Vasc Anesth* 2013,17:152-159)。作者指出该病类似于肺泡蛋白沉积症,继发于硅暴露,但不属于尘肺范畴。

2010 年,英国 Brompton 皇家医院的 Morgan 等对应用全肺灌洗治疗吸入氧化钚的资料进行了总结(*J Radiol Prot* 2010,30:735-746),认为其疗效很不一致,是否进行全肺灌洗应该视患者的具体情况而定,不宜一刀切。

1997 年,意大利的 Ciravegna 等报道了应用全肺灌洗治疗 1 例缺氧性脑病患儿因吸入矿物油而导致的外源性脂质性肺炎,发现肺部浸润影像有所好转,说明全肺灌洗确实能够部分清除吸入的矿物油(*Pediatr*

Pulmonol 1997,23:233-237)。

67 篇英语文献当中只有 2 篇涉及尘肺,分别是 *J Occup Environ Med* 1996,38:619-624(2 例)和 *Am Rev Respir Dis* 1982,126:1102-1107 (1 例)。也就是说,在中国境外的所有国家和地区,在 Medline 只能检索到历史上仅有过 2 例尘肺患者接受过全肺灌洗。

2015 年 7 月 12 日,日本独协医科大学呼吸科主任石井芳树来我科讲课,他课后在前往餐厅的车上问我:"为什么你们有很多医师使用全肺灌洗治疗尘肺患者?"我对此一无所知,本能地回答:"不会吧?没听说过呢。"石井当即百度,并将检索结果递给我看。不看不打紧,一看吓一跳,报道真的很多,我一时不知如何回答,只能顾左右而言他。

我的工作不涉及职业病,在职业生涯中从无机会接触尘肺患者。依据我在大学时代学到的知识,得知尘肺中最常见的类型是矽肺。矽肺因长期吸入大量游离二氧化硅粉尘所引致,主要特征是肺部广泛出现结节性纤维化。矽肺的发生过程十分复杂,涉及多种细胞和生物活性物质参与,引起细胞和组织的结构损伤与修复,最终导致胶原和纤维组织增生,通常为进行性加重,是一个不可逆的疾病过程。如果是短时间内大量吸入粉尘造成急性肺损伤,通过全肺灌洗是可以降低粉尘负荷的,这个很好理解。但是一旦进入慢性过程譬如说形成矽肺结节之后,全肺灌洗于事无补,这个也很好理解。

除了上述几篇个案报道之外,67 篇文题中含有全肺灌洗的文章中的绝大多数都是关于肺泡蛋白沉着症的研究报道或者综述。医学界已经形成共识,全肺灌洗是治疗肺泡蛋白沉着症行之有效的手段,除此之外,外源性脂质性肺炎是全肺灌洗第二种适应证。迄今没有确切循证医学证据显示,全肺灌洗可以用于有效治疗一般的尘肺患者。

特别强调,全肺灌洗永远不宜用于治疗哮喘。只要接受规范的吸入治疗,绝大多数哮喘患者都能得到良好的控制。如果喘息症状控制效果不理想,要考虑如下几个因素:药物吸入方法不正确、剂量不足、诱发因素持续存在、诊断有误、存在并发症等。

(2018 年 6 月 25 日)

9. 噻托溴铵治疗哮喘具有良好的疗效和安全性

目前,基于对支气管哮喘(简称哮喘)发病机制的认识,吸入型糖皮质激素(ICS)和支气管扩张药如长效 β_2 受体激动药(LABA)已被广泛地用于哮喘的治疗。

然而,在早期的临床研究和实际工作中,吸入短效抗胆碱制剂如异丙托溴铵等治疗哮喘并没有取得满意的疗效,仅在用于治疗哮喘急性发作时部分有效。噻托溴铵是新一代长效抗胆碱能吸入型药。由于其缓解呼吸困难的作用明显,而且具有良好的安全性,近年来开始在临床研究中用于治疗某些难治性哮喘患者,展示出较好的疗效,令人惊喜。

一项临床随机对照试验将吸入 ICS 未得到控制的 210 例轻度哮喘患者纳入研究。结果发现,对单纯用低剂量 ICS 控制不佳的哮喘患者,联合应用噻托溴铵同样有效(*N Engl J Med* 2010,363:1715-1726)。这项研究证明对部分控制的哮喘患者使用吸入激素,可以联合噻托溴铵来提高控制哮喘的效果。

Kerstjens 等(*J Allergy Clin Immunol* 2011,128:308-314)比较了噻托溴铵(能倍乐)两种剂量(5 $\mu g/d$ 和 10 $\mu g/d$)对未控制重度哮喘治疗的有效性和安全性。结果显示噻托溴铵 5 μg 和 10 μg 组与安慰剂组相比

肺功能明显改善。另外,研究结果显示噻托溴铵治疗组与安慰剂组在与哮喘相关的健康状态或症状改善方面没有显著差异。在哮喘规律使用LABA要考虑安全性,尤其是对于 β₂ 肾上腺素受体基因 Arg16 纯合子的哮喘患者。

对于重度成年哮喘患者而言,中等剂量 ICS 加用每天一次的噻托溴铵能减轻气流阻塞和改善哮喘症状,其疗效和加用 LABA 大致相当,安全性也基本一样(*Lancet Respir Med* 2015,3:367-376)。另外一项相似的研究也得出了同样的结论(*J Allergy Clin Immunol* 2016,138:441-450)。关于儿童的临床研究结果也显示,噻托溴铵可以用于治疗重症哮喘患儿,具有良好的耐受性,而且显著改善肺功能(*J Allergy Clin Immunol* 2017,140:1277-1287)。

既然噻托溴铵用于治疗可能有多种并发症的老年慢阻肺患者都是安全的,用于治疗发病年龄相对更年轻的哮喘患者也是比较安全的。实际上,越来越多的临床研究证据支持了这一观点。噻托溴铵对哮喘的治疗已引起广泛兴趣,基于最近的研究,对于成人或儿童哮喘患者,对于中度或重度哮喘患者,ICS 联合噻托溴铵都是可行的方案。

今后,有必要继续开展随机对照试验来回答两个重要的临床问题:①噻托溴铵能降低哮喘的急性发作?②噻托溴铵适用于轻症哮喘患者的长期管理吗?

(2018 年 7 月 15 日)

10. 积极控制轻度哮喘的最新证据

支气管哮喘(简称哮喘)是慢性气道炎症,具有明显的异质性,其核心症状为喘息，也可以表现为咳嗽、胸闷等症状。哮喘管理的长期目标是：①达到良好症状控制，维持正常的日常活动；②将急性发作、不可逆的气流受限及治疗的不良反应风险降至最低。

哮喘并不可怕，绝大多数患者经过规范的治疗能够达到良好的症状控制。哮喘经数个月的规范控制治疗之后，依据其临床表现分为轻、中、重度。目前，推荐将哮喘的治疗分成5个级别。轻度哮喘是指经过第一或第二级的治疗之后得到良好控制的状态，比如说只按需使用缓解药物或联合使用低剂量吸入激素，口服白三烯受体拮抗药。关于轻度哮喘的治疗，仍有许多值得探讨的地方。

2018年5月17日，《新英格兰医学杂志》同期发表了两篇大型临床研究的结果，为管理轻度哮喘提供了最新的证据。

O'Byrne等（$N\ Engl\ J\ Med$ 2018,378:1865-1876）将3849例轻度哮喘患者随机分为3组：第一组为按需吸入短效 β_2 受体激动药特布他林组，患者每日吸入2次安慰剂/按需吸入特布他林0.5 mg；第二组为按需吸入布地奈德/长效 β_2 受体激动药组，该组每日吸入2次安慰剂/按需吸入布地奈德200 μg/福莫特罗6 μg；第三组为规律布地奈德维持组，每日吸入2次布地奈德200 μg/按需吸入特布他林。结果显示，按需使用布地奈德/福莫特罗在控制哮喘症状方面优于特布他林，但不如布地奈德维持治疗。按需吸入特布他林组的哮喘急性发作频率显著高于按需吸入布地奈德/福莫特罗组和布地奈德维持治疗组，后两组则无明显差别。

在Bateman等报道的另一项研究（$N\ Engl\ J\ Med$ 2018,378:1877-1887）中，4215例轻度哮喘患者被随机分成2组：一组为按需吸入布地奈德/福莫特罗组（每日吸入2次安慰剂/按需吸入布地奈德200 μg/福莫特罗6 μg）；另一组为规律吸入布地奈德维持组（每日吸入2次布地奈德200

μg/按需吸入特布他林 0.5 mg)。结果显示,按需吸入布地奈德/福莫特罗在急性发作频次方面的作用与规律吸入布地奈德维持治疗大致相当。在改善哮喘症状评分方面,布地奈德维持组更占优势。

上述两项研究结果说明,仅仅吸入短效 β_2 受体激动药治疗轻度哮喘患者并非最佳方案,不能有效防止哮喘急性发作的发生。并且,短效 β_2 受体激动药对于缓解哮喘症状明显不如吸入布地奈德/福莫特罗有效。

至于到底应该按症状所需还是每天规律吸入布地奈德/福莫特罗,这两项研究没有明确回答这个问题。研究人员比较的是按需吸入布地奈德/福莫特罗与规律吸入布地奈德(不含福莫特罗)之间的不同疗效。

既然按需吸入布地奈德/福莫特罗能够达到有效控制哮喘症状的目的,还能防范急性发作,而且其吸入激素的用量只为规律吸入布地奈德的1/4,目前没有理由放弃按需使用这个方案。对于轻度哮喘而言,不管是使用按需吸入布地奈德/福莫特罗,还是规律吸入布地奈德的治疗方案,都该采取积极控制的态度,力争达到上述管理哮喘的长期目的。

再次强调,哮喘虽然不能根治,但绝大多数患者都能通过规范化的吸入治疗达到良好的控制,不影响工作,不影响生活。

(2018 年 7 月 29 日)

11. 强烈建议癌症患者不放弃现代医学的治疗方案

癌症的治疗方案取决于其组织来源、病理类型和基因诊断、临床分期、是否存在并发症、年龄、一般情况及个人意愿等多种因素。现在的观念是强调多学科协作会诊,实行个体化治疗,以期得到最佳的医学效果。

目前,癌症基本的治疗手段有手术、化疗、放疗、激素/免疫学/靶向治疗4种,统称为传统癌症治疗(conventional cancer therapy)。在不同的国家和地区,民间会使用不同特色的治疗方法,现代医学将这些民间方法统称为补充治疗(complementary medicine)。

2018年7月19日,来自美国耶鲁大学的Johnson等4位作者在 *JAMA Oncology* 发表一篇研究论文:*Complementary medicine, refusal of conventional cancer therapy, and survival among patients with curable cancers*(*JAMA Oncol* doi:10.1001/jamaoncol.2018.2487)。作者在研究中比较了补充治疗对于可治癌症患者生存状况的影响,结果令人深思,值得关注。

研究对象来自美国国家癌症数据库(National Cancer Database)于2004年1月1日至2013年12月31日共10年间登记的1 901 815例未出现转移的乳腺癌、前列腺癌、肺癌及结肠癌患者,其中的258例只接受了补充治疗。研究人员为这258例患者(补充治疗组)按1∶4的比例依据相似特征匹配了1032例对照者(传统治疗组)以进行对比分析。尽管补充治疗组也被医师及早建议接受传统治疗,但拒绝接受手术(7.0%)、化疗(34.1%)、放疗(53.0%)及激素治疗(33.7%)的比例显著高于传统治疗组。该研究最核心的发现是:补充治疗组的5年生存率(82.2%)显著低于传统治疗组的(86.6%),前者死亡的风险比后者高出1.08倍。

进一步分析发现,补充治疗组的患者以女性占多数,年纪更轻,拥有私人医疗保险,社会经济地位和受教育程度更高,说明他们具有更独立的决断能力。另一方面,这一部分患者的肿瘤分期处于更晚的阶段,提示他们只愿意接受补充治疗,可能是因为对传统治疗方法失去信心的缘故。

该研究也有明显的缺陷,最大的缺陷当属其并非前瞻性研究,而只是一项回顾性的观察研究,他们所提及的补充治疗包括草药(植物)、维生素、矿物质、中医、顺势疗法、物理疗法、特种饮食、按摩、针灸、瑜伽、冥想、气功、太极拳等。研究人员并没有能够指出到底是哪一种补充治疗导致癌症患者的死亡风险增加。特别指出,该研究的结论不能用于否定中医中药在晚期肿瘤中的治疗价值。

这项基于大数据的医学研究还是有特别重要的科学意义和指导价值的。医务工者在接诊癌症患者时,有必要和他们进行深入的沟通工作,力求成功动员他们千万不要放弃接受传统治疗,即使有接受补充治疗的强烈意愿,但仍然应该在医师的指导下及早接受适宜的传统治疗方案。

再次强调,这里说的传统治疗包括手术、化疗、放疗、激素/免疫学/靶向治疗 4 种,某一例个体到底适合哪一种方案,应该咨询正规医院的医师,切忌病急乱投医。如果疾病已经进展到了终末阶段,则需要理性对待。本文所说的患者特指那些可治愈的癌症(curable cancers)患者。

(2018 年 8 月 15 日)

12. 产后 4 周诊断晚期肺癌引出的诸多思考

河北省某地一位 25 岁的年轻母亲于 2018 年 8 月 14 日在当地医院剖宫产 1 子,8 月 24 日出现呼吸困难、发热,体温最高 38.4 摄氏度。患者于 8 月 31 日到朝阳医院就诊,急诊复查胸部 CT 发现右肺见不规则软组织肿块影,阻塞性肺炎,右侧胸膜增厚,右侧胸腔积液,考虑恶性肿瘤。在急诊科给予抗感染(头孢哌酮舒巴坦)及对症治疗,喘憋症状较前略减轻,仍有发热,伴乏力、饮食差。于 9 月 1 日收住朝阳呼吸,继续给予抗感染(阿莫西林舒巴坦钠加莫西沙星,9 月 6 日停莫西沙星)、氧疗及对症支持

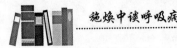

治疗。

9月4日行支气管镜检查,镜下看到右主支气管开口外压性狭窄,镜身不能通过。黏膜粗糙,可见黏膜隆起及色泽改变。病灶活检,部位:右主支气管开口。活检后出血,给予肾上腺素盐水局部反复冲洗,无活动性出血后退镜。

9月5日发现胸腔积液较前增多,行胸部彩超提示双侧胸腔积液,左侧肋膈角处可见范围5.1cm×1.9 cm,右侧胸腔可见深约10.7 cm液性暗区,右侧胸腔胸膜上可见范围3.3cm×1.7 cm稍高回声,内回声不均匀,考虑右侧胸腔内实性结节,可能来源于胸膜。

9月6日,气管镜刷片提示查见退变核异型细胞。因呼吸困难症状明显,行胸腔穿刺置管引流术,当天引流出黄色胸腔积液880 ml,9月7日后引流出胸腔积液500 ml(引流后心律高至130次/分,关闭引流管),9月8日引流1300 ml,9月9日引流1000 ml。

胸腔积液外观黄色浑浊;李凡他试验(+);细胞总数8310.0/μl,白细胞数2310.0/μl;分类单个核细胞16%,分类多个核细胞84%;胸水蛋白35.4 g/L,血糖3.81 mmol/L,氯104.4 mmol/L;胸水LDH 1770 U/L;ADA 7 U/L;胸水癌胚抗原9.1 U/ml;CA19-9 179.7 U/ml,CA125 979.2 U/ml。

9月10日支气管镜病灶活检报告:送检组织内可见挤压变形深染细胞,组织学形态难以观察,间质较多量淋巴细胞及中性粒细胞浸润。恶性肿瘤,形态符合高级别神经内分泌癌,小细胞癌可能。

9月11日行全身PET/CT检查。

从专业角度来说,本病例的临床经过并不复杂,来到朝阳呼吸之后很快就能得到确定的诊断,后续的治疗方案也有现成的指南参考。总体而言,晚期小细胞肺癌尽管对化疗比较敏感,但预后不会太好,患者的生存时间十分有限。从本病例的诊治过程,有许多环节值得医学界以及社会其他各界人士认真思考。

第一,尽管妊娠期由于疾病的需要是可以做 X 线胸片和肺部 CT 检查的,检查剂量的辐射量对胎儿构不成危害,在采取防护措施的条件下操作更是安全无忧。但是,在实际工作中,接受该两项检查的孕妇很少,原因想必大家都能理解。有必要指出的是,今后必须加强全民科普教育,理性认识和对待各种医学检查。

第二,该例孕妇只是在剖宫产前 7 天才出现轻微咳嗽,无咳痰,无发热,也无呼吸困难,所以当地医师确实没有必要给予胸片或 CT 检查。假如出现明显的呼吸道症状、假如该孕妇接受了这样的检查,医师便会发现肺部肿瘤。问题来了,要得到确诊必须接受支气管镜检查。大月份妊娠行支气管镜检查的风险是巨大的,这种情况下国内外都十分罕见。另一方面,为了查支气管镜,可以考虑终止妊娠吗?医师如何提出这样的建议?孕妇和家属有可能接受吗?

第三,影像学资料只能为诊断提供线索,但不能作为最后的确诊依据。终止妊娠做支气管镜检查,如果得不到病理诊断或者最后诊断为可以治愈的良性疾病,孕妇和家属可以接受这样的结果吗?

第四,如果不终止妊娠,冒险行有创检查导致孕妇或胎儿出现严重的意外情况,由此引起的医疗纠纷,想必医患双方都难以接受任何一种调解和处理结果。

第五,这种情况就更加残酷。如果孕妇在妊娠期间被确诊罹患小细胞肺癌,依据目前的主流观点是要终止妊娠的,然后择期化疗,毕竟化疗是最合理的治疗手段。问题是,纵然最合理,化疗能够提供的裨益只是延

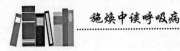

长生存时间。在保胎的情况下化疗是不可能的,因为胎儿不能承受这样的药物打击。另一方面,家属可以决定放弃化疗,以争取胎儿在足月之后得以如常分娩吗？这样做的话在医学伦理学上能通过吗？

不同的人对于上述各种情况的理解都会不一样,相信很难取得一致的意见。这已经不是一个简单的医学问题,而是一个由医学、伦理学及社会学等诸多因素交织在一起的复杂问题。万般无奈的情况下,产后一段时间才发现原本就存在的晚期恶性肿瘤,可能是大家都比较能接受的结果。

（2018 年 9 月 12 日）

13. 结核潜伏感染是否需要治疗

欧美国家的结核负担很低,但也非常重视结核病的防治工作。譬如说,美国针对从发展中国家新来的移民和留学生,一旦确认为结核潜伏感染,即会给予抗结核治疗。相反,中国是一个结核高负担国家,大部分人群都曾感染过结核杆菌,而且每年新增加的活动性结核患者约 100 万人。

结核潜伏感染没有任何症状,患者自始至终不知情。很多人即使曾经罹患了肺结核,直到疾病自愈若干年之后因为体检或其他原因拍摄胸片,医师依据胸片上的陈旧性结核病灶告知,才知道有结核既往病史。我们有一年研究结核性胸膜炎,需要抽取正常人的外周血作为阴性对照组,结果当年的十来名研究生结核抗原皮试无一不呈阳性。直到今天,我们从来没有成功募集到一组皮试阴性的受试者。因为在国内如此普遍,以至于基本上没有人想到要治疗结核潜伏感染这一疾病状态。

既然是潜伏感染,理论上就有可能在机体抵抗力下降或在使用损害免疫能力的药物如激素之后进展为活动性结核病,也有可能传染给他人,所以就有必要进行治疗。既然不是活动性结核病,结核杆菌的负荷量相对就少,因此就没有必要动用标准的抗结核治疗方案。那么,什么样的方案既能达到杀灭潜伏感染的结核杆菌目的,又能减轻或避免药物的不良反应?

2018 年 8 月,《新英格兰医学杂志》发表了加拿大 Menzies 等的研究成果 *Four Months of Rifampin or Nine Months of Isoniazid for Latent Tuberculosis in Adults*(*N Engl J Med* 2018,379:440-453),将 9 个月的异烟肼方案缩短为 4 个月的利福平方案,并取得同样的疗效。

研究人员在澳大利亚、贝宁、巴西、加拿大、加纳、几内亚、印度尼西亚、沙特阿拉伯、韩国等 9 个国家实施了一项临床试验,将结核潜伏感染成人患者随机分为 2 组,分别给予利福平 4 个月和异烟肼 9 个月的治疗,观察 28 个月内活动性结核病的发病情况。

在利福平组 3443 例患者中,4 例患者出现了确诊的活动性结核病,4 例患者出现了临床诊断的活动性结核病。相比之下,在异烟肼组 3416 例患者中,分别有 4 例和 5 例患者出现了确诊的和临床诊断的活动性结核病。确诊的活动性结核病的率差(利福平-异烟肼)低于 0.01 例/100 人年,确诊或临床诊断的结核病的率差低于 0.01 例/100 人年。总的说来,利福平方案的疗效与异烟肼方案相当。

国外一直沿用 9 个月的异烟肼用药方案来治疗结核潜伏感染患者,以预防活动性结核病的发生,但是该方案的缺陷是显而易见的,那就是治疗依从性低及不良反应明显等。由于治疗方案完成率较低和肝毒性作用,异烟肼治疗的实际获益差强人意。观察性研究显示,每日 1 次利福平 4 个月治疗方案的完成率高于异烟肼 9 个月治疗方案,但前者的肝毒性作用发生率低于后者。在一项早期的试验中，每日 1 次利福平 3 个月治疗方案显著优于安慰剂，降低活动性结核病发生率的效果与异烟肼 6 个月治疗方案相当。

需要指出的是，上述研究结果来自发达国家，未必适用于我国。尽管结核潜伏感染在理论上需要治疗，以避免进展为活动性病变，鉴于我国结核负担实在过于庞大，按照国外的潜伏感染标准来衡量，我国的大部分人口将被纳入治疗的范畴，可行性很小。而且时至今日，相信绝大多数人都已经明白吸烟有害无益，但吸烟人数仍然有增无减，吸烟人群出现低龄化，因此要劝导实际上没有任何结核病症状或活动依据的广大人民群众口服 4 个月的利福平，怕是做不到。

（2018 年 11 月 20 日）

14. 如何看待体检发现的肺纤维化

如今，肺部低剂量 CT 已经纳入了年度体检的常规项目，整体而言能使得众多的早期肺癌患者得到及时诊治而痊愈。但是，这也带来一些意想不到的小问题，小问题主要集中在发现太多的"肺纤维化"和"小结节"。两种情况可大可小，大的可以吓死人，小的什么事也不会有。好在以小的居多。

在定义上，肺纤维化属于间质性肺炎，范围较大时也会说是弥漫性间质性肺病。一些中年人看到体检报告出现"肺纤维化"或"间质性肺炎"字眼，再看到建议一栏写着"建议到呼吸科就诊"，当场不一定被吓到双腿发软，腿软的情况通常发生在回家上网检索"肺纤维化"词条之后。关于肺纤维化，一些网站有时候渲染成为"不是癌症的癌症"。其实，任何一种疾病都有不同的发展阶段,某一阶段的病情都有轻有重,即使病情较重,其预后也不一样。大多数人不惧怕感冒,事实上感冒每年都死好多人。

肺纤维化分为继发性和特发性两种,前者继发于某一种基础疾病如免疫相关性疾病或药物的不良反应,后者则找不到明确的病因。两种情况通常是指累及双侧肺脏、分布范围较大的纤维化,仅仅变现为索条影或非常局限的纤维化则不在此列。

我国是结核高负担国家,大多数人在其一生中会感染结核杆菌,很多曾经罹患过肺结核或结核性胸膜炎的患者并不知道曾经得过此病,只是在后来的检查中才发现肺部有陈旧性的结核病灶。常见的陈旧性病灶包括索条影、小结节影、钙化点、甚至牵张性支扩影等,其中索条影实际上就是所谓的肺纤维化的 CT 表现。既往的肺炎痊愈之后也可以留下这样非常局限的肺纤维化征象。这些情况可以理解为,炎症损伤修复之后给"肺脏留下了几道疤痕"。影像科大夫看到这种情况,在描述检查发现时可能会使用"纤维化"字眼,但在结论中则一般不会写出"肺纤维化"。

CT 检查时通常取仰卧位,由于重力的影响,靠近背侧的血流比较丰富,在 CT 可以表现为所谓"半透明"或"磨砂样"片状阴影,在分辨率不高的情况下容易误读为间质性肺炎。受检查者应该配合检查者的口令深吸气并屏住呼吸直至听到"可以呼吸了",目的就是为了避免类似的干扰。如果仍然不放心,则可以取俯卧位复查 CT,原先所见的背侧"间质性肺炎"影像则不复存在,这就更可以放心了。

最值得注意的情况是,一侧肺外带有一片局限的低密度阴影,其中可见网格状、索条状、毛玻璃影。如果患者没有症状,影像科大夫在排除明显的恶性征象之后一般会发出"间质性肺炎"的报告,并加上一句"建议治疗后复查"。这个时候,患者最容易将其与特发性肺纤维化联系在一起。

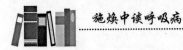
即使是特发性肺纤维化的早期,其 CT 表现通常首先出现在双下肺,两侧和背侧多见,以胸膜下为甚,一般两侧对称。如果进展到了 CT 出现上述比较典型的病灶,患者一般都感觉到活动后气促等症状。

如果是单侧肺脏出现小范围的间质性肺炎,没有症状,体检正常,常规的化验结果也正常,则可以放心观察一段时间(如 3 个月),然后复查 CT。很多情况下,CT 原有的病灶会吸收好转,提示这样的间质性肺炎可能与某些不典型病原体感染有关,也可能与接触某些理化因素或过敏原有关。不管是什么原因,复查 CT 发现病灶消散,也就没事了。

如果经过 3 个月的观察,上述间质性肺炎病灶没有任何变化,只要没有症状就可以继续观察一段时间。观察一年没有变化,以后每年随访一次,跟平常所说的每年体检一次同一个意思。因为范围太小,纵然拖延一段时间才能确诊也不至于酿成严重后果,所以没有必要考虑行开胸肺活检。如果有肿瘤的可疑征象,通常逃不过专科医师的眼睛。小范围的间质性肺炎和特发性肺纤维化没有必然的联系,前者不是后者的早期表现,不一定发展为后者。

绝大多数常见病和多发病的诊断过程都不困难。然而,总有一些医学问题很难在短的时间给出明确的答案,严谨的医师通常会结合医学原理和自己的经验提供数种可能性,而且一般都能依照可能性的大小排出次序。正是因为这样的不确定性,就给江湖神医提供了广阔的行骗空间和路数。所有类似的情况,是需要理性对待的。

(2019 年 1 月 15 日)

15. 理性看待体检发现的肺部结节

由于 CT 技术的日臻完善,高分辨或薄层 CT 能辨别的病灶越来越小,显示病灶的特征也越来越清晰。因此,上了一定年纪的人接受 CT 检查时,报告单上在描述或结论部分见到"结节""小结节"或"微小结节"字眼的情况是很多的。关于肺部结节的管理,国内外早就有了诊治指南,而且更新的速度相对比较快。这就说明,专科医师对于管理 CT 所见到的结节已经拥有了非常成熟的经验。以下的观点主要来自 Fleischner Society 2017 版的指南(*Radiology* 2017,284:228-243)。

首先来了解肺部结节为癌症高风险和低风险的划分,划分的方法采用 American College of Chest Physicians 提出的建议[*Chest* 2013,143(suppl):e93S-e120S]。评分达到 65% 即为高风险,因素包括高龄、重度吸烟、结节较大、边缘不规整或呈毛刺状,以及位于上肺叶等。低风险是指评分低于 5%、年纪轻、极少吸烟、结节较小、边缘规整、位于中下肺叶等。

体检发现肺部单结节时,只要有可能就要复习以前的 CT。如果没有 CT,胸片也有一定的参考意义。前后动态变化对于判断结节的良恶性具有非常重大的价值。

对于低风险人群而言,直径<0.6cm 的微小结节无需随访,就当没结节这回事。随访的意思是复查肺部 CT。

对于直径<0.6cm 的单纯的毛玻璃样结节,不推荐常规随访。

直径<0.6cm 实性伴可疑恶性征象和(或)位于上肺叶的结节,提示癌症的可能性有所增大,建议随访 12 个月,如无变化则放弃随访。

对于高风险人群而言,直径介于 0.6~0.8cm 的实性小结节,6~12 个月之后初次随访;如无变化,18~24 个月之后再次随访。

对于直径>0.8cm 的实性结节,3 个月后随访。必要时考虑行 PET-CT 和(或)穿刺组织活检。

以上是处理肺部单发结节的一般原则,具体的判断涉及非常专业的知识。体检者被告知 CT 片上有结节,心情紧张是可以理解的。如果有疑问或不放心,可以拿着片子前往正规医院的影像科、呼吸科或胸外科征询专家的意见。

(2019 年 1 月 23 日)

16. 最新的观点趋向于降低氧疗的目标

到了今天,全国只有两个省份我没有到访过,一是甘肃,二是西藏。前者没去过是因为还没有机会,学术会议很少在那儿召开;后者没去过是因为我担心缺氧,怕身体受不了。

我在以前的科普文章中曾经写过,一些慢阻肺/支扩患者发展到呼吸衰竭阶段,在明显缺氧的情况下坚持不吸氧,实在忍受不住才短时间吸氧。他们不吸氧的理由是希望忍一忍以提高忍受缺氧的能力,避免造成氧气依赖。应该知道,氧疗是治疗因为肺通气/换气功能障碍导致缺氧第一有效的基本治疗手段。呼吸衰竭之时吸氧不吸氧,依赖氧都是必然的,不存在"不吸氧能锻炼耐受缺氧能力"之事。

所有的疾病发展到严重阶段都会出现缺氧,氧疗通常只是辅助的治疗手段,病情根本的好转首先依赖于原发疾病的对因治疗。但是,作为辅助治疗的氧疗也是极端重要的,可以严重影响患者的预后。评价氧疗是否有效的可靠指标是,气促/呼吸困难症状缓解,发绀消退等。在医院里,医师还会依靠血气分析结果中的动脉血氧分压/血氧饱和度来判断,需要密切观察血氧的动态变化时,一般可以使用指脉氧监测。

关于氧疗,近年出现了一些观念上的变化,那就是氧疗的目标范围在逐步下调。Siemieniuk 等基于最近的证据,建议绝大多数内科急症患者氧疗的目标定位达到氧饱和度 90%~94% 即可;急性卒中或急性心肌梗死患者不超过 90%~92%;对于所有需要氧疗的内科患者,避免氧饱和度超过 96%(*BMJ* 2018,363:k4169)。

氧疗的优点显而易见,价格低廉、无痛且易于实施,是大多数内科患者初始治疗的常规措施之一。能否因此就可以不假思索地过度依赖于氧疗呢?也不能,有人认为"如果某种治疗有益,则多多益善",这种说法对于氧疗而言是不正确的。

早在 16 年前的一次关于不当氧疗的研讨会中,Downs 就提出氧疗可以通过多种可能的潜在机制导致氧中毒(*Respir Care* 2003,48:611-620)。不当氧疗可导致肺不张,使原来因缺氧而扩张的肺内血管收缩,最终导致肺内分流。也有人认为氧自由基生成和过氧化损伤会累及多个器官系统,造成体循环血管收缩和血流下降,也是高氧血症导致氧中毒的机制之一。

那么,如何才能有效提高氧疗实际效果呢?"维持血氧正常或接近正常"已成为危重症领域广泛接受的治疗目标理念。Siemieniuk 等基于临床证据提出氧疗的推荐意见正是一个良好的开端,有助于指导修订此前的氧疗指南。但是,支持上述推荐意见的临床证据来源于卒中、心肌梗死、危重症患者和心脏骤停的患者,未必适用于其他患者人群(*Lancet* 2018,391:1693-1705)。总的说来,目前较多证据支持氧疗的目标上限为 96%,将氧疗目标范围定为 90%~94% 的证据级别仍较低,仍需要进行更大规模的随机对照研究来验证。此外,特别需要更多证据的研究来探讨较低的氧疗目标对外科和妇产科患者人群的影响,尤其是缺氧对伤口愈合和脑损伤的影响。

因为氧疗如此重要,美国胸科学会于 2018 年发表了《优化家庭氧疗》的专家意见(*Ann Am Thorac Soc* 2018,15:1369-1381),2019 年 2 月又发表了《儿童家庭氧疗》的临床实践指南(*Am J Respir Crit Care Med* 2019,199:e5-e23),充分强调家庭氧疗的重要性,呼吁进行研究收集确切的证据,规范氧疗的实施以取得最佳的疗效。

(2019 年 2 月 10 日)

17. 重视耐药结核病的防治

尽管结核病可防可控可治,但我国仍然是结核高负担国家,每年新增 100 万结核病例。防治结核病必须面对的一个的棘手难题是耐药(尤其是耐多药)结核病的出现和增多。

耐多药结核病对一线抗结核药物异烟肼和利福平具有耐药性。全球每年约有 50 万这样的耐多药结核病患者,其治疗难度比不存在耐药的患者困难得多。只有不到 1/4 的患者接受治疗,成功率 2012 年为 48%,2017 年为 54%。世卫组织关于治疗耐多药结核病的推荐意见(2011 年版)基于证据级别比较低的研究结果,建议强化治疗阶段为 8 个月,总疗程为 20 个月。

近日,《新英格兰医学杂志》在线发表了题为 *A trial of a shorter regimen for rifampin-resistant tuberculosis* 的研究论文(NEJM 2019,DOI:10.1056/NEJMoa1811867)。该研究招募对氟喹诺酮和氨基糖苷类敏感的耐利福平结核患者中进行了一项 3 期非劣效性试验。研究人员将受试者以 2:1 的比例随机分配为短疗程组(9~11 个月,给予高剂量莫西沙星)和长疗程组(遵循世卫组织 2011 版指南,20 个月)。

研究结果显示,短疗程组48.2%和长疗程组45.4%的受试者出现3级或以上不良事件。短疗程组和长疗程组分别有11.0%和6.4%的受试者出现QT间期延长($P=0.14$);由于短疗程组受试者的发生率较高,他们受到密切监测,其中一部分人在治疗过程中因出现明显的不良反应而调整方案。短疗程组有8.5%的受试者死亡,长疗程组有6.4%的受试者死亡。因此,在对氟喹诺酮和氨基糖苷类敏感的利福平耐药结核病患者中,短期治疗方案在主要疗效结果方面不劣于长期治疗方案,在安全性方面与长期治疗方案相似。

需要指出的是,上述研究结果只是证实了短疗程和长疗程治疗方案的疗效相当,最大的临床价值在于说明针对耐利福平结核病患者的治疗没有采用长疗程方案的必要。但是,不管是短疗程和还是长疗程,如上所述其成功率都不能令人满意。

耐药结核病分原发性耐药和获得性耐药,一旦耐药,治疗难度可想而知。要避免或减少耐药的出现和蔓延,需要医师、患者乃至整个社会的重视和参与。对于患者而言,应该重点注意以下三个方面:①已经诊断为结核病的患者要接受规范化的抗结核治疗,国家有明文规定的治疗方案供遵循,初治患者只要遵循早期、联合、适量、规律、全程的"十字"原则,大多数患者可以治愈;②除了国家规定的抗结核治疗方案,没有任何其他药物能治愈结核病,如果患者有意愿尝试其他药物,一定不要放弃规范的治疗;③时刻牢记结核病是传染病,你现在罹患的结核病是别人传染给你的,你有责任采取必要的行动避免传染给别人。比如说,尚未治愈的肺结核患者不要出入人员密集的公共场所,有必要出现在那样的地方时应该佩戴防护口罩,一定不要随地吐痰。

(2019年3月17日)

18. 不必恐慌哮喘导致猝死

昨天下午参加央视 12 频道为 5 月初"哮喘日"录制的关于哮喘导致猝死的科普节目,核心内容是呼吁人们重视哮喘的防治,强调哮喘的规范化治疗。我们的观点非常明确:医学科学发展到今天,哮喘并不可怕,可怕的是普遍存在于民间关于哮喘防治的误区。只要接受规范化治疗,由于哮喘发病而导致猝死的可能性非常低。

2017 年,*Lancet* 发表了一项来自全球 46 个国家关于哮喘病死率的研究报告(*Lancet* 2017,390:935-945):哮喘病死率 1993 年为 0.44/10 万,到 2006 年则下降为 0.19/10 万。出现此种显著变化的根本原因,是从 20 世纪 80 年代末至 90 年代初在世界范围内推广哮喘的规范化治疗。在这里,规范化治疗的意思非常明确,那就是以吸入激素和(或)支气管扩张药为基本用药的长期管理策略。

该研究的结果还表明,哮喘病死率 2006 年之后下降的趋势就不再明显,估计在 0.16~0.21/10 万。这就说明关于哮喘的管理方案仍须进一步优化,有必要开发新的治疗药物

上述研究结果说的是哮喘病死率,是指哮喘患者整体的死亡率,猝死的那一部分只是其中很小的比例。刚才我将题目中同时出现 sudden death(猝死)和 asthma(哮喘)在 PubMed 检索英文论文,不设时间限制,发现国际上发表的论文数量极少,只有 23 篇。这些论文中除了 1 篇来自丹麦的论文发表于 2015 年之外(*BMC Pulm Med* 2015,15:35),其余全部发表在 1996 年及以前。说明关于哮喘猝死的问题,过去 20 多年以来已经不再受到国内外呼吸科医师的重点关注。

丹麦的那一项研究通过对全国人口死亡证明书的回顾分析,发现丹麦 2000—2006 年 1—35 岁人群中有 625 例突发性死亡病例,其中 49 例生前罹患难治性哮喘。进一步分析 49 例哮喘患者的猝死原因,发现 31 例(63%)为心脏性猝死,13 例(27%)为致命性哮喘发作(*BMC Pulm Med* 2015,15:35)。可见,哮喘患者的病死率本身就不高,即使偶发情况下出现猝死,原因还是以心源性为大多数,真正由于哮喘严重发作而引起的猝死很少。

因此在这里再次强调哮喘并不可怕,可怕的是哮喘认知和防治中的误区。在门诊和病房工作中经常遇见一些患者尤其是中青年女性患者,他们对哮喘的诊断非常排斥,感到莫名的恐惧。其中一部分因为慢性咳嗽而被诊断为"咳嗽变异性哮喘"的患者,仿佛在顷刻之间就感觉到自己染上不治之症。这是第一个误区。

必须明白,哮喘是常见病、多发病,虽然目前还没有根治的办法,但是几乎所有的哮喘患者都能通过规范的治疗得到良好的控制,不影响生活和工作,不影响美好的人生。另外,一部分患者即使不用药也可以长期不发作,不发作期间可以不治疗。

第二个误区是担心吸入激素的不良反应。这个问题我在以前的科普文章中反复多次提到,这是大可不必担忧的。人人都不愿意生病,但生病了还得理性接受。所有的药物都有不良反应,所有的用药都是无奈为之,当用药带来的利益大大超过不用药的时候就必须接受。在哮喘的治疗中,吸入激素的不良反应远远低于哮喘发作本身所造成的危害。相对而言,吸入激素的量很小,正确使用的不良反应并不严重,完全可以承受。

哮喘引起猝死的风险虽然存在,但并不高,只要接受规范化的治疗,出现猝死的可能性就更低。换句话说,偶发的哮喘猝死大多出现在得不到规范化治疗的情况之下。

（2019 年 3 月 27 日）

19. 解读咳嗽晕厥

肺部疾病有 5 种相关的症状，包括咳嗽、咳痰、呼吸困难、胸痛及咯血，其中最难处理的当是咳嗽。因为难处理，专家还特地做出一个《咳嗽诊治指南》，这是呼吸病学领域唯一针对某一症状制定的指南。在我的印象中，其他专科的疾病也没有专门为一种症状制定的指南。

所有的气道和肺实质/间质疾病都有可能表现出咳嗽，有些咳嗽很容易就能查出明确的原因，有些则很难在短时间内查明，很多时候即使查清病因并给予止咳药物也很难减轻或消除咳嗽症状。咳嗽严重时还可以诱发其他症状，譬如说由于剧烈咳嗽导致肋间肌拉伤而出现胸痛，甚至可以因为腹腔压力骤间增高而引起一过性尿失禁。所以，咳嗽是一个很麻烦的症状。

几天前，一位 37 年前同在广西宾阳县人民医院工作的同事发来邮件，说她母亲 83 岁，因为罹患过敏性鼻炎和慢性支气管炎，晨起经常出现喷嚏、咽喉肿痛、咳嗽、咳痰，近期症状加重，并出现了咳嗽后晕厥。老人家于连续咳嗽之后一过性意识丧失，几秒钟后能自行苏醒。看到老人家咳嗽后突然晕厥，家属自然会很紧张，目前还没有完全解决问题。

国外早于 1876 年就首次将咳嗽晕厥描述为 laryngeal vertigo（喉性眩晕），从那时起到现在已积累了数百例患者。国内有人使用"咳嗽晕厥综合征"这个概念，其相对应的英文术语是 cough syncope。总的说来，不管是什么原因引起的咳嗽，咳嗽晕厥并不常见，而且通常不会导致严重的

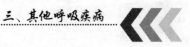

后果,以至于很多呼吸科医师对此并不重视。

早期,有医师假定咳嗽晕厥是癫痫的一种形式,到 20 世纪中叶则普遍认为是咳嗽引起的胸内压显著升高的继发结果。从文献描述来看,咳嗽晕厥多见于体胖的患者,一般合并有阻塞性呼吸道疾病。

由于相关的研究资料非常短缺,关于咳嗽晕厥的确切机制仍有争议。一般认为咳嗽晕厥涉及以下 4 个方面的机制:①咳嗽引发胸内压骤然升高,心输出量减少,全身血压下降,最终导致脑灌注不足;②脑脊液压力增加,颅内血管周围血管外压升高,导致颅内压降低;③脑灌注减少或脑脊液压力快速上升引起脑震荡样效应;④神经介导的反射性血管抑制药引起的心动过缓也有可能参与其中(*Respir Med* 2014,108:244-251)。

目前咳嗽晕厥本身缺乏有效的治疗方法。由于意识丧失是咳嗽的直接和直接的后果,止咳可消除由此引起的晕厥发作。因此,有必要对咳嗽晕厥患者全面评估呼吸、心脏和神经系统方面的有关项目,重在治疗引起咳嗽的原发疾病,因为不咳嗽了,也就不再有晕厥这回事了。

那位老同事的母亲,因为磁共振显像未见异常,晕厥可以排除脑部原因;肺部 CT 没有看到片状、结节、块状致密影,也就不考虑肺部炎症或肿瘤的可能性。因为既往有过敏性鼻炎和慢性支气管炎病史,治疗的重点应该放在处置这两种疾病上。建议使用吸入激素鼻喷雾剂和(或)其他缓解过敏性鼻炎症状的药物。此外,如果没有检查过肺通气功能,也必须查一查,以诊断或排除慢阻肺的可能。如果诊断慢阻肺成立,还必须首先尝试使用吸入长效支气管扩张药如噻托溴铵等。

如果咳嗽晕厥持续存在,特别是对于那些情绪比较焦虑的患者,在排除器质性病变之后,可以考虑使用低剂量抗焦虑药加巴喷丁。

(2019 年 4 月 2 日)

20. 常用的止咳化痰药

关于咳嗽这个常见的症状,国内外都有了比较成熟的管理方案。

咳嗽可以单独出现(干咳),也可以和咳痰同时出现。对于呼吸专科医师来说,什么情况下使用止咳药,什么情况下使用化痰药,都有章可循。今天不谈论咳嗽咳痰的机制和处理流程,只简单介绍呼吸科常用的止咳和化痰药。

阿斯美:1989 年我大学毕业的时候第一个接触的止咳药是从日本进口的"强力安喘通",后来该药改了名,亦即今天各家正规医院普遍使用的阿斯美[复方甲氧那明胶囊,第一三共制药(上海)有限公司产品]。成分主要有盐酸甲氧那明、氨茶碱、那可丁、马来酸氯苯那敏 4 种成分。适用于消除支气管哮喘和支气管炎以及其他呼吸系统疾病引起的咳嗽。

惠菲宁:惠菲宁[美敏伪麻溶液,美国惠氏制药(苏州)有限公司]口服液也是复方制剂,1ml 含主要成分氢溴酸右美沙芬 1 mg、盐酸伪麻黄碱 3 mg、马来酸氯苯那敏 0.2 mg。本品为感冒用药类非处方药品,适用于缓解儿童普通感冒、流行性感冒及过敏性疾病引起的咳嗽、咳痰、打喷嚏、流鼻涕、鼻塞、咽痛等症状。

右美沙芬片:氢溴酸右美沙芬片为中枢性镇咳药,主要抑制延脑的咳嗽中枢而发挥作用。感冒、支气管炎、咽喉炎及其他上呼吸道感染引起的少痰咳嗽。

因为阿斯美和惠菲宁都含有止咳药成分,而且效果不错,目前越来越少单独使用右美沙芬片剂。我本人在过去 15 年中未曾开出过这样的处方用药。

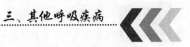

可待因：可待因能直接抑制延脑的咳嗽中枢，止咳作用迅速而强大，其作用强度约为吗啡的1/4。现在已经不能说可待因是常用的止咳药，只有在上述治咳嗽都不奏效的情况下才考虑，一定要开方必须经过科主任签字才能拿到药。实际上，过去10年间我从来没有机会签过可待因的处方，可见其用药的机会是极端稀少的。

从前普通药店就能买到的联邦止咳露/泰洛奇口服溶液的主要成分即是复方磷酸可待因，具有成瘾性，早已被严格控制使用。

沐舒坦®：沐舒坦®（盐酸氨溴索口服溶液/片/缓释胶囊）的活性成分是氨溴索，其前身溴己新是从鸭嘴花碱中提取的。沐舒坦®能疏松和稀化在呼吸道内堆积的痰液，防止新的黏液产生，从而提高呼吸道的清洁功能。

桃金娘油：桃金娘油因为能溶解黏液而起到化痰作用，适用于对症治疗急慢性鼻窦炎、支气管炎、支气管扩张、慢性阻塞性肺疾病等疾病所出现的咳痰症状。临床应用表明，孕妇在医师的指导下服用桃金娘油是很安全的。

羧甲司坦：羧甲司坦在细胞水平影响支气管腺体的分泌，可使黏液中黏蛋白的双硫键断裂，使低黏度的涎黏蛋白分泌增加，而高黏度的岩藻黏蛋白产生减少，从而使痰液的黏滞性降低，有利于痰液排出。

富露施®：富露施®（乙酰半胱氨酸）分子结构中的巯基基团使黏蛋白分子复合物间的双硫键断裂，降低痰液黏度，使痰容易咳出。富露施®是一种兼具祛痰和抗氧化的药物，在支气管扩张症、急慢性支气管炎、慢阻肺、肺纤维化合并感染等需要化痰时，具有比较好的疗效。

咳嗽是一种症状，不是一种病，这种症状是有某种疾病所导致的，具有保护作用。消除咳嗽最重要的措施在于治疗原发疾病。如果咳嗽持续存在,建议患者前往正规医院就诊,查明引起咳嗽的原因。

市面上有很多止咳化痰药片、胶囊、药水,其中一部分属于非处方药,患者可以自行购买。建议患者在专科医师的指导下,选购那些经过临床试验证实为有效的药物。未经科学研究证实为有效的止咳化痰药不建议使用。

(2019 年 4 月 11 日)

21. 空气质量改善使慢性阻塞性肺疾病急性加重显著减少

一个路人皆知的知识是,空气污染是个坏事,不是人们所期待的结果。除非出于犯罪的目的,否则,不会有人胡说污染的空气有益于人民的身体健康。

一般认为空气污染越严重,人类多种疾病尤其是呼吸道疾病的发病率越高,病情也越严重。这个观点是常识,常识在大多数情况下是可靠的,但也不尽然。在临床医疗实践中要证实或推翻一个观点,最高级别的证据是拿规范的数据来说话。在空气质量与慢性阻塞性肺疾病(慢阻肺)急性加重的关系上,朝阳呼吸童朝晖教授团队做出一个漂亮的动作,掷地有声地回答了这个问题。

童教授团队分析了 2013—2017 年间北京市 35 个监测点每天收集到的 PM_{10}、$PM_{2.5}$、PM_{coarse}、二氧化氮、二氧化硫、一氧化碳及臭氧的平均浓度,重点探讨这些反映空气质量的指标变化与慢阻肺因急性加重而住院之间的关系。

结果显示,2013 年 1 月 18 日至 2017 年 12 月 31 日,北京市共计有

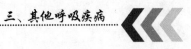

161 613 例次慢阻肺急性加重的住院记录。同期的 5 年间，二氧化硫平均浓度降低了 68%，PM$_{2.5}$ 降低了 33%。对于每种 IQR 污染物浓度的增加，慢阻肺急性加重当天住院的相对风险分别为：PM$_{10}$ 1.029（95% CI 1.023~1.035）、PM$_{2.5}$ 1.028（1.021~1.034）、PM$_{coarse}$ 1.018（1.013~1.022）、二氧化氮 1.036（1.028~1.044）、二氧化硫 1.019（1.013~1.024）、一氧化碳 1.024（1.018~1.029）、暖季（5—10 月）臭氧 1.027（1.010~1.044）。2013 年，12 679 例慢阻肺患者因为 PM$_{2.5}$ 浓度超过 WHO 目标值（25 $\mu g/m^3$）而发生急性加重。至 2017 年，这个数字下降到了 7377 例。这是令人激动的好变化。

上述研究资料表明，北京市的整体空气质量在过去 5 年逐步得到了改善，结果是慢阻肺患者因为急性加重住院治疗的事件相应减少。然而，应该严肃指出，空气污染能加剧呼吸疾病的发生和发展，对这个科学问题兼社会问题的关注一刻也不能放松，必须常抓不懈。必须清醒地认识到，制定严格控制空气污染的政策对于降低多种疾病的发病率和病死率都具有重要的意义。

常言道：科学没有国界，但科学家有国界。这绝不是一句空话，需要我们为建设美丽的家园不忘初心、砥砺前行。除了具有明确的科学价值和现实意义，更难能可贵的是，童教授团队的学术论文还彰显了研究人员具有正确的政治站位，时时刻刻牢记传播正能量，与那些刻意恶毒夸大社会阴暗面的无耻之徒形成了鲜明的对比。该论文从科学的角度实事求是地颂扬了北京市委和市政府为改善空气的质量、为增加市民的幸福感制定了正确的政策，采取了正确的措施，从而带来了长期持续出现的万里如洗碧空。

（2019 年 6 月 15 日）

22. 尼达尼布能减缓硬皮病相关间质性肺疾病肺功能下降的速度

硬皮病也称系统性硬化症（systemic sclerosis，SSc），是一种以局限性或弥漫性皮肤增厚及纤维化为特征的全身性自身免疫病，肺脏也是常常受累的器官之一。尼达尼布（Nintedanib）是细胞内酪氨酸激酶抑制药，因为能减缓用力肺活量（FVC）的下降速度而被批准用于治疗特发性肺纤维化。虽然特发性肺纤维化和与硬皮病相关间质性肺疾病（SSc-ILD）具有不同的触发因素，但两者的病理生理过程有诸多相似的环节，因此推测，尼达尼布或许有助于 SSc-ILD 的治疗。

为了明确知道尼达尼布对于 SSc-ILD 到底是否有治疗价值，来自欧洲、日本和美国的一组研究人员进行了一项随机、双盲、安慰剂对照的临床试验，研究结果于 2019 年 6 月 27 日发表在《新英格兰医学杂志》（*N Engl J Med* 2019，380：2518-2528）。受试者为在过去 7 年内出现首次非雷诺症状的 SSc 患者，入组标准包括要求高分辨率 CT 显示纤维化累及至少 10％的肺野。受试者按 1∶1 比例随机分为两组，一组给予尼达尼布（150mg，每日 2 次，口服），另一组给予安慰剂治疗。主要观察指标为 FVC 年下降率。次要指标为是改良 Rodnan 皮肤评分的变化和生活质量的评估，后者以第 52 周圣乔治呼吸问卷（SGRQ）评分表示。

在研究中，共有 576 例受试者接受了至少 1 个剂量的尼达尼布或安慰剂。结果显示，尼达尼布治疗组调整后 FVC 年下降率为 52.4 ml/年，安慰剂组为 93.3 ml/年，两组相差 41.0 ml/年（$P=0.04$）。尼达尼布组和对照组之间改良 Rodnan 皮肤评分的变化以及第 52 周 SGRQ 评分则无显著性差异。腹泻在整个研究过程是最常见的不良反应,治疗组和对照组分别有 75.7% 和 31.6% 的受试者出现了腹泻症状。

该项研究表明,SSc-ILD 患者使用尼达尼布治疗能减缓 FVC 下降的速度。从这个指标来说,这些患者口服尼达尼布是有一定效果的,肺功能受损毕竟是该病最主要的病理生理特征,也是导致出现呼吸困难的根本原因。

需要指出的是,也应该注意到价效经济学这个无法回避的问题。经济困难的家庭在考虑应用尼达尼布治疗 SSc-ILD 的时候,应该从更多的角度来理性看待,高昂的药价不是所有的家庭都有能力承受的。尼达尼布最大的治疗价值只限于在一定程度上减缓了肺功能的毁损,实际上不能逆转病情进行性加重的趋势,甚至不能减轻皮肤损害和其他临床表现的程度,也不能改善患者的生活质量。

(2019 年 6 月 30 日)

23. 关于慢性咳嗽的话题

呼吸系统疾病共有 5 种症状,即咳嗽、咳痰、呼吸困难、咯血及胸痛。其中最常见、最复杂、也最难处理的是咳嗽。关于咳嗽,国内外有多个不同版本的指南,而且更新的速度都不慢,可见业内是很注重咳嗽的临床研究的。广州呼吸疾病研究所赖克方教授在这方面做了大量的工作,并取得非常好的成绩,为提高我国关于咳嗽的规范化管理作出了卓越的贡献。

病程超过 8 周的咳嗽为慢性咳嗽。慢性咳嗽常见的病因包括咳嗽变异性哮喘、上气道咳嗽综合征、胃食管反流、嗜酸粒细胞性支气管炎,以及变应性咳嗽等。慢性咳嗽的一些其他病因还包括慢性支气管炎、支气管扩张症、气管-支气管结核、血管紧张素转换酶抑制药等药物性咳嗽、支气管肺癌和心理性咳嗽等。此外，少数患者的慢性咳嗽可能会涉及纷繁复杂的病因，偶见于肺外疾病，临床诊断比较困难。

按照现行的咳嗽指南，绝大多数慢性咳嗽能够得到明确的病因学诊断，给予针对性治疗后咳嗽会治愈或缓解。但是，少数慢性咳嗽患者即使进行了全面的检查，甚至经长时间的经验性治疗之后仍然找不到病因，持续以慢性刺激性干咳为主要表现，对某些烟雾、化学物质、冷空气等外界的刺激较敏感，存在明显的咳嗽高敏感性。

9月5日（明天）晚上，本人应邀在 CCTV10"健康之路"栏目做一期40分钟的科普讲座，介绍慢性咳嗽的一般知识，重点阐述咳嗽变异性哮喘的规范化管理。节目将于 18:38 首播，分别于 21:37 和 9月6日 9:09重播，敬请各位朋友届时收看。首播之后，可以在央视十套网页随时浏览该科普视频。

（2019 年 9 月 4 日）

24. 小剂量阿奇霉素治疗慢阻肺急性加重有良效

我门诊接待的几乎都是胸腔积液、慢阻肺和哮喘患者，所以平常重点关注这 3 类疾病的临床研究动态。其他呼吸疾病，我最多看看更新的诊治指南，除非有特别好玩的文章刚刚发表，否则我是不太关心的。

昨天出版的最新一期《美国呼吸与危重监护医学杂志》发表了一篇非常有意思和意义的论文，报告一项多中心、随机、双盲、安慰剂对照设计的临床研究结果，证实小剂量阿奇霉素对于治疗慢阻肺的急性加重（AE-COPD）具有良好的效果（*American Journal of Respiratory and Critical*

Care Medicine 2019,200:857-868)。

小剂量阿奇霉素早就被应用于支气管扩张症的治疗,而且治疗时间可以长达 1 年。呼吸科医师也早就知道阿奇霉素可预防 AECOPD,然而,阿奇霉素在治疗因为并发呼吸道感染需要住院的 AECOPD 患者的疗效仍有待确定。来自比利时的一组专家于 AECOPD 患者入院后在标准治疗的基础上给予 3 个月的小剂量阿奇霉素干预,然后观察其对于 AE-COPD 的疗效。

在该项研究中,研究人员在入院 48 小时内将患者随机分为两组,一组给予阿奇霉素,另一组给予安慰剂治疗。两组患者均给予含全身皮质类固醇和抗生素的标准基础治疗方案,阿奇霉素组头 3 天给予阿奇霉素每天 500mg,随后改为每天 250mg,持续 3 个月,对照组给予安慰剂,共随访 6 个月。

结果显示,阿奇霉素组 3 个月内治疗失败率为 49%,显著低于安慰剂组的 60%(风险比为 0.73;95% 可信区间为 0.53~1.01;$P=0.0526$)。阿奇霉素组 3 个月内治疗强度和住院治疗方案的升级均显著低于对照组。研究结束时(6 个月),阿奇霉素的上述疗效则不复存在。

该项研究的结论非常重要,亦即阿奇霉素治疗因为感染需住院的 AECOPD 患者(3 个月),可在高危期显著降低基础治疗的失败率。反过来理解就是,应用 3 个月的阿奇霉素能提高激素和抗生素治疗 AECOPD 的成功率。

既然用药 3 个月的小剂量阿奇霉素有如此良好的效果,那么将用药时间延长至半年或者 1 年,效果是不是更好呢?有兴趣的同行朋友,不妨参考该研究的技术路线开展类似的研究,唯一的改良环节在于延长用药时间。不管最终得到的是阳性结果还是阴性结果,都是非常有意义的临床研究,同时还能带来多篇高质量的学术论文。

小剂量阿奇霉素的不良反应轻微,绝大多数慢阻肺患者都理应能够接受1年的用药。

（2019 年 10 月 2 日）

25. 治疗鼠疫可选用的抗菌药物

作为事实,国内外的防控和治疗专家对于鼠疫患者最应该选用何种抗菌药物都没有十分可靠的经验。对于常见病、多发病的管理而言,没有临床经验和循证医学依据都是不能接受的。但是,对于一种既往曾经肆虐世界各国人民的甲类传染病来说,医师没有经验倒是一件万幸的事情,这个事实能够说明,新中国成立以后鼠疫在整体上已经远离了我国广大的老百姓。

鼠疫传染性强,未经治疗的病例死亡率很高,早期诊断和早期治疗对于提高生存率和减少并发症至关重要。如果不及时治疗,肺鼠疫可在发病18～24小时内致死,及早应用能杀灭革兰阴性杆菌肠杆菌的常用抗生素能有效地治愈该病。

近年来,尽管有许多新型抗菌药物问世,但是由于鼠疫病例稀少,不但不能开展随机对照试验,甚至没有办法收集到"真实世界"的研究数据。我刚才将"plague"输入 PubMed 的论文题目,将论文类型限定在随机对照试验,全世界只能检索到4篇文献。因此,迄今没有办法证明新型抗菌药物的疗效优于传统的鼠疫治疗药物。

2011 年 1 月 11 日,原国家卫生部组织编写了《鼠疫诊疗方案(试行)》供医疗机构使用。鼠疫的治疗仍以链霉素为首选,并强调早期、足量、总量控制的用药策略。为了取得更好的预后,在应用链霉素治疗时常常联合其他类型抗菌药物,如喹诺酮、多西环素、β-内酰胺类或磺胺等。我想,这些推荐意见都是依据老一辈防疫专家的经验并参考国外若干年前的研究结果提出的。毫无疑问,这个方案对于指导我国鼠疫的防控和救治起到了十分重要的作用。

鼠疫的致病菌为鼠疫杆菌,其分类学位置为细菌域,变形菌门,γ-变形菌纲,肠杆菌目,肠杆菌科,耶尔森菌属,鼠疫耶尔森菌。除了传染性强和侵袭力大,鼠疫杆菌的其他细菌学特性与别的肠杆菌并没有太大的区别。理论上说,目前常用于治疗革兰阴性杆菌感染的药物如 β-内酰胺类和喹诺酮类等都具有杀灭鼠疫杆菌的作用。

链霉素作为抗结核治疗方案的一线用药之一,目前仍见较多使用。由于不良反应常见和耐药性的增加,卡那霉素和庆大霉素在我国早已退出临床应用。由于出现了疗效更好、不良反应更小的替代产品,口服多西环素、氯霉素和四环素也早已不再使用。特别值得一提的是,四环素引起的"四环素牙"因为十分不雅观,45 岁以上的人群中曾经谈四色变。

到了今天,如果接诊肺鼠疫患者,我的感觉是可以选用 β-内酰胺类和喹诺酮类予以治疗。这个观点也符合世界卫生组织于 2017 年 10 月 31 日提出的"Pneumonic plague can be fatal within 18 to 24 hoursof disease onset if left untreated, but common antibiotics for enterobacteria(gram negative rods)can effectively cure the disease if they are deliveredearly."之说法（https://www. who. int/en/news-room/fact-sheets/detail/plague）。也就是说,目前临床上常用于治疗革兰阴性杆菌感染的抗菌药物如 β-内酰胺类和喹诺酮类等都可以用来治疗鼠疫。

(2019 年 11 月 13 日)

26. β受体阻滞药不能防止慢阻肺的加重

多少年以来,β受体激动药尤其是长效制剂如沙美特罗和福莫特罗等一直是控制哮喘/慢阻肺喘息或气促症状的基本用药之一,近些年开始应用于临床的β受体激动药越来越多,不良反应也越来越少。β受体激动药单独或与其他吸入药物联合使用,使得成千上万的哮喘患者得到良好的控制,也使得成千上万的慢阻肺患者的症状显著改善、生活质量大大提高。

那么,作用机制与β受体激动药完全相反的β受体阻滞药如美托洛尔(也称为倍他乐克)对于哮喘/慢阻肺患者气道有什么样的影响呢? 如果仅是跟着感觉走,一般人的第一印象应该是β受体阻滞药会引起气道平滑肌收缩甚至支气管痉挛,从而诱发或加重喘息/气促症状。实际上,在我们当住院医师的那个年代,哮喘和慢阻肺的确是口服β受体阻滞药的绝对禁忌证。

β受体阻滞药可降低心肌梗死和心力衰竭患者的死亡率,这是大家都公认的观点。有医师注意到,一些轻度慢阻肺患者因为合并罹患心血管疾病而必须使用β受体阻滞药,结果不但不引起慢阻肺病情加重,气促症状反而有所减轻。后来的几项非随机观察性研究还表明,无论是否合并心脏病,β受体阻滞药均可降低慢阻肺加重和死亡的风险。

最新的《新英格兰医学杂志》在线发表了题为 *Metoprolol for the Prevention of Acute Exacerbations of COPD* 的多中心研究结果(*N Engl J Med*;DOI:10.1056/NEJMoa1908142),详细报道长效美托洛尔对于预防慢阻肺急性加重的预防效果。

在这项前瞻性随机试验中,研究人员将 40－85 岁患慢阻肺患者随机分为美托洛尔组和安慰剂组。所有受试者均出现中度气流受限和急性加重的风险(如前 1 年曾有加重病史或需要补充吸氧治疗)。已经服用 β 受体阻滞药或确定需要使用此类药物受试者则被排除在该试验之外。主要观察指标是治疗期间 COPD 首次出现加重的时间。

共有 532 名参加了该试验,平均年龄为 65.0±7.8 岁,平均 FEV_1 为预测值的 41.1%±16.3%。美托洛尔组和对照组首先出现急性加重的中位时间分别为 202 天和 222 天,两者没有显著性差异(风险比 1.05;95% CI 0.84～1.32;$P=0.66$)。两组中可能与美托洛尔有关的不良反应发生率相似。

可以看出,该项研究不支持在中重度慢阻肺患者中常规使用美托洛尔,除非合并存在心血管疾病有明确使用 β 受体阻滞药的指征。特别值得指出的是,美托洛尔的使用与导致住院的严重急性加重的风险密切相关(风险比 1.91;95% CI 1.29～2.83)。也就是说,慢阻肺患者口服美托洛尔不但不能防止加重的发生,反而有可能导致需要住院治疗的严重急性加重。

至此,我们已经有足够强有力的证据显示,为了预防慢阻肺的急性加重而口服 β 受体阻滞药是没有用处的。既然现在已经有了干预慢阻肺更好的选择,今后就没有必要再争论慢阻肺使用 β 受体阻滞药这样的事情。依据现有的证据在 GOLD 的整体指导下规范化管理慢阻肺,并注重个体化治疗策略,才会取得最佳的效果。

(2020 年 1 月 19 日)

27. 容积CT筛查能大大降低肺癌的病死率

在目前的形势下,写来写去总绕不开新冠肺炎,这应该是很自然而然的事。问题是,其他病种也很重要,不能避而不谈。

肺癌是全球范围内癌症死亡的首位原因(占所有癌症死亡的18.4%),其导致的死亡人数超过乳腺癌、结肠直肠癌和子宫颈癌加起来的总和。诊断确立之后,肺癌患者的5年生存率只有15%,因为大约70%的患者在诊断时已处在晚期。晚期患者不再具有根治的机会,绝大多数不再适宜手术治疗。

今天想谈谈关于低剂量CT筛查肺癌的问题。这个事其实已经形成了共识,不会再有专业人士质疑每年体检CT对于筛查肺癌的价值。但是,总会有一些人对此存有疑虑,尤其是一些似懂非懂的外行。即使在严肃的专业人士当中,关于以容积为基础的低剂量CT(容积CT)筛查是否能降低男性吸烟者(包括已戒烟和现吸烟者)肺癌的病死率,目前仍然缺乏非常有说服力的研究数据。

最近,《新英格兰医学杂志》发表了大型研究的结果,提供明确的证据显示:对于高危人群而言,进行容积CT筛查能显著降低肺癌的病死率(*Reduced Lung-Cancer Mortality with Volume CT Screening in a Randomized Trial. N Engl J Med* 2020,382:503-513)。

研究人员将年龄在50—74岁之间的13 195名男性和2594名女性受试者随机分为两组,一组分别于入组时(基线)、第1、3年、5.5年进行容积CT筛查,另一组不查容积CT。所有参与者均完成了至少10年的随访,截止日期为2015年12月31日。在研究过程中,男性受试者对容积CT

筛查的平均依从率为 90％。

结果显示,容积 CT 筛查组 2.1％的受试者发现可疑结节,并转至专科会诊。筛查组肺癌的发病率(可以理解为发现率)为每千人年 5.58 例,对照组则为每千人年 4.91 例。两组肺癌病死率分别为每千人年 2.50 例和每千人年 3.30 例。与对照组相比,容积 CT 筛查组随访 10 年肺癌累计死亡率比率为 0.76(95％置信区间为 0.61～0.94;$P=0.01$),与对照组随访 8 年和 9 年的累计死亡率比率相近。在女性受试者中,筛查组随访 10 年的比率为 0.67(95％CI 为 0.38～1.14),对照组随访 7～9 年则分别为 0.41～0.52。

上面陈述的研究结果比较晦涩难懂,对于不学医的人士而言,这么理解就行:越来越多证据表明,接受容积 CT 筛查可以及时发现早期肺癌,从而使得这些患者有手术切除的机会。该研究另一个重要的价值在于,女性查容积 CT 获得的好处明显优于男性。

最后指出,手术切除是根治肺癌的唯一手段。关于这个科学的结论,千万不要听信江湖神医的胡说八道,千万千万不能糊涂。能否手术切除,则需要征求多学科医师会诊意见,最终由胸外科医师定夺。

(2020 年 3 月 8 日)

28. 肺内疾病不做磁共振检查的原因

最近接待一位朋友的朋友的朋友介绍来诊的患者,说是体检拍胸片发现肺部有小结节,来到朝阳医院要求做肺部磁共振检查,目的是为了对结节做进一步的鉴别诊断。这种明显外行的做法不多见,每年只会碰到三两次,一般都是患者向其他专科医师咨询之后得到的建议。

诊断肺脏和胸膜所有疾病,磁共振检查的意义都不大,其价值甚至不如常规的 X 线胸片。肺脏为含气器官,这是磁共振不能用于诊断肺内疾病的主要原因。因此,诊断和鉴别诊断原发性或继发性恶性肿瘤、各种因素导致的肺炎、肺结核、弥漫性肺疾病等,磁共振成像帮不上忙。

辅助检查开单的一般原则是"从简单到复杂,从低价到昂贵"。譬如说,如果患者年龄不大,病程短,既往无基础疾病,门诊可以首先检查胸片,发现异常再检查 CT,如果病灶是孤立实质性,需要了解血流时可以在此基础上再追查增强 CT,然后再考虑是否有必要进一步施行有创检查。

对于病变涉及肺部大血管的疾病,磁共振便有了很大的用武之地,这些疾病包括肺栓塞、肺动脉高压、大动脉炎、肿瘤侵犯或压迫大血管等。此时,磁共振成像除了清晰显示病灶与大血管之间的解剖位置关系之外,还可用于评估心脏功能。CT 的用处则不能与磁共振相比。尽管朝阳呼吸每年诊治肺血管疾病的病例数越来越多,但就全国各地的呼吸科整体状况来说,相对于肺炎、哮喘、慢阻肺、肺癌、弥漫性疾病而言,肺血管疾病的发病率还是比较低的。因此,呼吸科门诊和病房遇到需要检查磁共振属于少见情况。

关于对于颅内疾病,CT 和磁共振哪一项的诊断价值更大?上午我请教了本院影像学科的蒋涛主任。蒋主任告诉我,磁共振成像更清晰,因而诊断效率更高。有些情况下,CT 结果不能很好显示病灶,需要加做磁共振才能解决问题。由于 CT 检查时间相对较短,费用较低,而且很多基层医院早已拥有 CT 设备,所以 CT 更多作为一种筛查手段。通常情况下,CT 正常者无需再查磁共振。要是条件许可,颅内疾病一开始就做磁共振检查原则上没有错。

关于 CT 和磁共振诊断腹腔脏器疾病的价值,我下午请教了消化科郝建宇主任。他说 CT 和磁共振的诊断效率都很好,后者的敏感度略高。做腹腔脏器磁共振检查,尤其是要诊断恶性肿瘤时必须做增强检查,平扫意义不大。

最后提一下,同样是因为肺脏含有空气,超声检查不能用于发现和诊断肺内疾病。对于呼吸科而言,超声的优势在于为胸膜/胸膜下病灶活检提供精准的定位或引导,以此提高活检成功率和减少并发症。

(2020 年 6 月 12 日)

29. 需要行肺动脉球囊扩张成形术的患者

完全是得益于综合医院各个科室对于肺栓塞的高度重视,急性肺血栓栓塞症早期的诊断率或者说发现率越来越高,如今已被证实是常见病多发病。完全是得益于及时确诊,急性肺栓塞包括高危栓塞的预后已经发生了天翻地覆的改观。完全得益于以抗凝治疗为基石的规范化方案的推广实施,成千上万的急性肺栓塞患者得以起死回生。

由于生存率大大提高,有一部分患者在以后的病程中出现了慢性血栓栓塞性肺动脉高压(CTEPH)。CTEPH 是一种血栓长期阻塞肺动脉,进而导致心力衰竭甚至死亡的疾病,每 100 例出现症状性肺栓塞患者,大约有 9 人在发病 2 年内发展为 CTEPH。由于起病隐匿不容易引起患者注意而错过及时诊断、治疗花费较高,CTEPH 成为严重影响国人生命健康的重要疾病。

药物治疗 CTEPH 效果不佳,目前国际上 CTEPH 的治疗方法主要是肺动脉血栓内膜剥脱术。内膜剥脱术难度高、创伤大,国内仅有几个大医院可以开展该手术。因此,迫切需要一种新兴治疗 CTEPH 的微创方

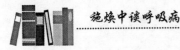

法解决临床上的重要难题。在这样的背景下,肺动脉球囊扩张成形术(球囊扩张术)应运而生,并很快被证实取得了良好的效益。

球囊扩张术相对简单易行,适用于大多数CTEPH患者,尤其适合于病情严重、不宜施行内膜剥脱术的患者。球囊扩张术的原理在经纤细的导管和导丝引导,医师将小球囊送达肺动脉的狭窄或闭塞部位,通过扩张肺动脉改善肺动脉的血流灌注,降低肺动脉压力,从而改善右心功能。

整体而言,相较于内膜剥脱术和药物治疗,球囊扩张术有其独特的优势,自2012年日本医师加以改良以来,使得越来越多的CTEPH患者受益。2017年10月,朝阳医院呼吸与危重症医学科的龚娟妮大夫和介入科的王剑锋主任前往日本冈山国立医学中心专项学习了改良球囊扩张术技术。他们回国之后立即着手开展该项技术,迄今为止总共实施了310例,除1例患者不幸死亡之外,其余均取得了预期的良好效果。

朝阳呼吸肺血管疾病组的临床经验表明,球囊扩张术对CTEPH患者的疗效非常显著,术后患者的临床症状及血清脑尿钠肽水平、平均肺动脉压、三尖瓣环收缩期位移、右室基底内径、六分钟步行试验距离等指标均有明显改善。

综上所述,肺栓塞并不可怕,只要早期发现、早期治疗,大多数患者都能好转或治愈。即使后期出现CTEPH,现在也有了安全有效的治疗手段。

(2020年6月29日)

四、医学人文及其他

1. 怀孕和哺乳期间是否可以拍胸片

2017 年 10 月，美国妇产科医师学院（The American College of Obstetricians and Gynecologists）发表了一份题为"怀孕和哺乳期间影像学诊断指南"（*Guidelines for Diagnostic Imaging During Pregnancy and Lactation*），以代替 2016 年 2 月发表的旧版本。这么短的时间就发表更新版的专家委员会意见，足见这个问题的重要性，也说明这方面的进展及观念变化较大。以下观点来自上述指南。

首先，超声和磁共振（MRI）检查对胎儿没有风险，可以用于检查孕妇，只是应该审慎使用。只有当需要用以回答一个诊断上的问题，且孕妇会从检查中获益时，才需要行超声或 MRI 检查。

其次，除了极少数情况之外，医院里常用的 X 线、CT 或核医学检查的辐射剂量都远远低于能够引起胎儿损害的电离辐射剂量，如果这些检查属于有必要，则无需因为怀孕而放弃，因为这些手段对于孕妇和胎儿而言都是足够安全的。

再次，做 MRI 检查时尽量不使用钆剂作为对照显影剂。如果孕妇出于诊断上的需要，可以选用其他显影剂代替钆剂，旨在提高母体或胎儿的诊断效率。

最后，哺乳期妇女使用钆剂做 MRI 检查以后可以继续哺乳，无须中断或终止。

在人类，超大剂量的电离辐射（包括 X 线）最常见的损害有生长受限、小头畸形，以及智力障碍等。指南指出，即使多次接受诊断用 X 线检查，也极少达到能引起电离辐射损伤的剂量。因此，只是因为接受了 X 线检查无需考虑终止妊娠。此外，X 线检查对哺乳期妇女无害，这个问题不需要忧虑。

如果病情需要，孕妇可以接受 CT 检查，包括使用相关的增强剂。使用碘化增强剂之后，哺乳期妇女仍可照常哺乳。

综上所述，医院里常用的影像学检查，尤其是胸片和 CT 检查对于孕妇和胎儿都是安全的。这些都是经过长期大量的临床观察研究得出的科学结论。我国的医师都知道这些常识，之所以在实际工作中缩手缩脚、畏头畏尾，完全是因为被不喜欢讲科学道理的一些人吓坏了。比方说，医师建议临床诊断为肺炎的孕妇拍胸片，万一小孩出生之后有一个令家长不满意的情况，一伙人闹到医院，医师是招架不住的，哪怕那种情况与拍片绝对没有关系。

那么，到底该怎么办？这是一个简单的医学问题，同时也是一个复杂的社会问题。

（2018 年 1 月 7 日）

2. 疾病面前人人平等

每逢节假日尤其是春节这样的重要节日，我都会提前一天逐个巡视朝阳呼吸的每一个病区。我们有 7 个病区，共计病床 226 张。

后天就是除夕，直到下午快要下班之时，门诊还有众多候诊的患者。普通门诊的诊室里挤满了人，那是没有办法的事。大夫不可能逐一将患者及其家属请离诊室，他们没有时间去做这样的事。专家门诊的秩序略好，一般不会出现那样的嘈杂情况。我本人的要求可能更高一些，门诊工作中不允许无关的人员在场。任何一位试图闯进的公民都会被我的助手在三秒钟之内劝离，否则，我无法为正在接受问诊的那一位患者提供专心的医疗服务。

朝阳呼吸 5 个普通病区基本满员，有一两个病区有两三张空床，但都已约好了要马上入住的患者。全中国各地大医院所有的专科病房在春节期间都可能出现较多的空床，唯独呼吸科没有这种可能性。除夕之夜，呼吸科或许会有几张空床，但顶多熬到初二，必定满员。医院要求我们科的病床使用率不低于 93%，我认为这是对我们过于宽容的溺爱，完全可以无情面地将这个数字提高到 95%。在朝阳呼吸，不存在加床这种非常不科学的状况。

RICU 共有 16 张病床，今天有一张空床。15 名患者中有 10 名是流感病毒性肺炎的重症患者，其中有的病毒检测已经转阴，很快即可转入普通病房进行观察，等候康复出院。

说到流感，我的心情顿时复杂起来。从微信朋友圈这几天的不寻常动静来看，近段时间全中国最火热的网络帖子可能是《流感下的北京中年》。在日常工作和生活中，也常常见到医疗界内外的人士在谈到这个帖子陈述的内容及其时代背景。我本人只是非常简单地扫视一下这篇文章，没有认真细读。不单是这个帖子，网上只要是与医患关系、医闹事件、药物零加成等诸如此类事件，我都只知道一个大概，全都说不出一个所以然了。事情太多，已经麻木了，真的没有心情去深入了解。

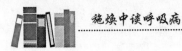

据说,作者对于其岳父因为罹患流感在北京多家医院艰难求医,最后不幸去世的过程的描述是很真实的,很多细节与医疗文书的记录基本吻合。这大概正是成千上万的医务工作者对该帖子产生共鸣的原因。平时看多了针对医护人员明显带有偏见和恶意的帖子,于是对这一篇态度中立的文章产生了感激之情。这种现象不多见,也很耐人寻味。

本季,朝阳医院不一定是接诊流感患者最多的医院,但必定是全国最多的几家医院之一。众多来到朝阳医院求诊的流感患者可能不知道,在急诊科、呼吸科及感染科发热门诊里接诊他们的大夫们很多也是流感患者,其中包括我本人。下午,我在呼三病区和小尉大夫谈了一下话,我们估计本科室罹患流感的大夫不少于三分之一,甚至可能接近半数。当然,我们都是轻症患者,最严重的症状是高热。整个流感季节,没有一个大夫因病向本主任请过一天假。在此,我绝不是强调我们的精神境界有多么崇高,对于带病工作习以为常,相反,我认为这是不对的。问题是,几乎所有医院的一线医务人员都很短缺,一个大夫休病假之后,不可能有第二个大夫来顶替他/她的门诊,不可能有第二个大夫来替他/她查房管组的患者。所以,只能是一组患者诊治另外一组患者。

今天不想诉苦,有另外一番感慨要发。昨天,朝阳呼吸二线李积凤大夫(我们平日里称她为凤姐)在网上写了一篇"三甲医院一位国家重点学科呼吸二线医师对于'流感下的北京中年'一文的专业评论"。凤姐可能想不到,这篇文章眼下正在国内整个医疗圈爆红。仅仅在"有道云笔记"这个不知是何物的APP,截至2018年2月13日22:44,直接点击就多达528 386人次。我23:39再次打开时,该帖已被删除。

凤姐在文中提出了9条看法,她的每一条看法我都全盘同意。她说:"任何时候,请记住,相信大夫就算不一定完全对,但至少比外行对的概率大无数倍……"尽管遵循一般的规律,但没有一种疾病是完全按照教科书或者人们以往的认识发病的,疾病本就千变万化,个体差异极大,病情缓急更是难以在短时间内准确把握。这么说,不是为医师的无能开脱,再说医师面对某种疾病状态,确实有无能的时候。这里需要人们有基本的理性,而理性只可能存在于人类。

身为医师,我从来不相信生命是强大的这一说法。在极少数极端情况下,奇迹可能会发生,但那不是必然的规律。个案从来就不能说明普遍的科学原理,只能为阐明科学理论提供线索或者契机。在中国社会,我们严重缺乏关于临终关怀的科普教育,这种教育对于已经来临的老龄社会日趋迫切。由于传统文化的影响,人们关于死亡的教育和认识几乎还是一个空白地带,甚至是天大的忌讳。

即使患者提出要求,医师甚至也没有权力将恶性疾病的诊断直接告知患者,不能对患者说出预期的生存时间,患者只能在极度痛苦中心照不宣地感知自己来日无多。其实告诉患者预期的生存期不是占卜算命,而是一种科学的态度和做法,这种估计不可能很精确,能说的只是以往研究发现的中位数,必然会有个体差异。

疾病面前,人人平等。谁都会面对生老病死,没人可以例外。

最后,介绍一下世界卫生组织 2010 年颁布的流感用药指南"*WHO Guidelines for Pharmacological Management of Pandemic Influenza A (H1N1) 2009 and Other Influenza Viruses*"(https://www.ncbi.nlm.nih.gov/books/NBK138515/pdf/Bookshelf_NBK138515.pdf)。该指南特别强调的抗流感病毒药物是奥司他韦(Oseltamivir)和扎那米韦(Zanamivir),目前,我国最常用的是奥司他韦,俗称"达菲"。

(2018 年 2 月 13 日)

3. 下调高血压病诊断标准的原因

我是一个呼吸科医师,平日里门诊最多的是胸腔积液、哮喘和慢阻肺的患者。但就研究方向而言,我唯一的学术兴趣自 2003 年以后就只集中在胸腔积液这一亚专科。完全是因为学术兴趣的关系,我所阅读的文献几乎全都与胸腔积液有关,别的呼吸病的研究论文或综述基本无暇顾及,非呼吸科的东西就更不用说了。不过,有时候对于一些具有重大影响的论文也会粗读,譬如说 2015 年发表在 *N Engl J Med* 那篇著名的SPRINT 研究论文(*A randomized trial of intensive versus standard blood-pressure control. N Engl J Med* 2015,373:2103-2116)。SPRINT研究的结果惊动了整个医学界,直接导致 American College of Cardiology/American Heart Association Task Force 于 2007 年在制定成人高血压病防治指南时,将高血压病的诊断标准从原来的 140/90 mmHg 各降低 10 mmHg,为现在的 130/80 mmHg。

在 SPRINT 研究中,9361 例收缩压≥130 mmHg 并存在心血管疾病风险,但无糖尿病的患者随机分成两组,一组将收缩压控制<120 mmHg(积极干预组),另一组则按照传统的标准控制血压<140 mmHg(对照组)。主要观察指标为心梗、其他冠心病症状、中风、心衰,或因心血管疾病导致的死亡。

SPRINT 研究进行了 3.26 年之后被迫中止,原因是积极干预组的主要观察指标发生率显著低于对照组。研究结果表明,积极干预组中的 243例患者(每年 1.65%)出现了心梗、其他冠心病症状、中风、心衰,或死亡,明显低于对照组的 319 例(每年 2.19%)(风险比为 0.75,95% 可信区间

为 $0.64\sim0.89$，$P<0.001$）。此外，积极干预组的全因死亡率也显著低于对照组（风险比为 0.73，95% 可信区间为 $0.60\sim0.90$，$P=0.003$）。也就是说，对于那些存在心血管疾病风险而没有糖尿病的人群来说，将收缩压控制低于 120 mmHg 能够大大降低致命性和非致命性心血管事件的发生率，并能大大降低病死率。

何谓好的临床研究？好的临床研究就是那些研究结果能够引领学科发展方向、改变人们对某一个医学问题的传统观念、改变某种疾病的诊治方案的医学研究。通过这样的好研究，患者将获得更多的近期和远期裨益。为什么说 SPRINT 研究是好的研究？因为该研究的结果明明白白地告诉人们：每 4 名收缩压 $\geqslant130$ mmHg 并存在心血管疾病风险，但无糖尿病的患者，因为积极控制了血压就可以避免其中 1 人因为高血压而死亡。

基于 SPRINT 研究及其他多项相关的高质量研究结果，2017 版指南依据血压将成年人分成以下 4 组：血压正常组：收缩压 <120 mmHg 和舒张压 <80 mmHg；血压升高组：收缩压 $120\sim129$ mmHg 和舒张压 <80 mmHg；高血压 1 期：收缩压 $130\sim139$ mmHg 或舒张压 $80\sim89$ mmHg；高血压 2 期：收缩压 $\geqslant140$ mmHg 或舒张压 $\geqslant90$ mmHg。

调低高血压病的诊断标准不是某一个权威或一组专家的意见，而是基于严谨科学研究结果而制定的指南。指南不是死教条，任何人都可以质疑和批评。但是，质疑严肃的指南需要拿出自己或他人的数据，这些数据是需要经得起推敲的。中国人的高血压数据与西方人完全有可能存在差异，$130/80$ mmHg 未必适合用于我国人群。到底是否适合？最能回答这个问题的是国内的研究数据，个人的主观看法永远不重要。$140/90$ mmHg 这个老标准也是美国人先前制定的，很可能从来就不适于我们。

我国有大量的病例资源,对于开展临床研究具有得天独厚的天然优势。然而事实好像不是这样的,观念优势比资源优势重要一亿倍。譬如说,国内任何一家大型综合医院的呼吸科门诊,每年接诊的结核性胸膜炎患者就多于美国全境,然而,国际上的关于结核性胸膜炎的诊治指南是由美国人写的。这么说,我自己心里很不是滋味,只是家国情怀改变不了医学科学的现状。要有所进步,需要我们改变观念,一辈子埋头于做实际的工作。英文单词 data 有两个基本的含义,一是数据,二是资料,数据化的资料是科学的基石。

(2018 年 4 月 23 日)

4. 人到中年需要做肠镜检查

我有一位好朋友是消化科专家,他几年前告诉我说:不管是多么严重的胃出血,只要患者还没断气,只要他手里有一条胃镜,就不会死人。当时一听我就惊呆了,因为呼吸科没有这样灵验的神技,大咯血引起窒息导致死亡时有所见。

我们大学毕业刚参加工作那时候,轮转到消化科病房当住院医师,最怕的就是"肝硬化-胃底静脉曲张破裂-消化道大出血",而肝硬化在广西特别常见。当时能够采取的只有三腔管压迫止血、静滴垂体后叶素、胃内灌入凝血酶等几种传统的手段,碰上血库血源短缺,患者多半活不过来。这种悲剧到洛赛克的出现之后就发生了逆转,此后很少见到或听说消化道出血在医院里会死人的事。也就是说,洛赛克这一颗药拯救了全世界成千上万人的生命,真是神奇。很遗憾,呼吸科没有这样的神药。

消化科的迅猛发展还得益于消化内镜技术的广泛应用和不断升级,

一条胃镜从上而下、一条肠镜从下而上,就能够解决绝大多数胃肠腔内疾病的诊断难题和一部分治疗操作。呼吸科也有内镜,包括支气管镜和内科胸腔镜,但技术达不到那样的神奇。

我不是消化科医师,1991年之后就不曾诊治过任何一例消化病患者,很多内容已经非常生疏。去年体检做超声检查时听到郭瑞军主任说刚做完了结肠镜检查,我还惊诧不已,忙问为什么。后来遇见消化科的郝建宇主任时便迫不及待地来了个完整的专业咨询,得知绝对有必要进行结肠镜检查。

美国的医师做了一项涉及88 902名年龄>30岁受试者的研究,在22年的随访中发现1815例结肠癌,其中474例死于此病。进一步分析发现,与不接受结肠镜检查相比,结肠镜检查并做息肉切除术、乙状结肠镜检查阴性及结肠镜检查阴性的受试者的结肠癌发病率大为降低;而且,结肠镜和乙状结肠镜筛查还能大大降低结肠癌的病死率。另一项相类似的大型研究结果也显示,中老年人施行乙状结肠镜筛查能显著降低结肠癌的发病率和病死率。对于非专业人士来说,这里有个情况需要说明:结肠镜本身不能防止结肠癌的发生,发病率和病死率下降而是因为结肠镜及早发现了癌前病变和早期肿瘤,从而使患者有机会得到早期治疗。众所周知,早期诊断和早期治疗对于癌症的防治而言是极端重要的。

常规肠镜毕竟带来一定程度的痛苦,如果不能耐受,可以在全麻下行无痛肠镜术。值得一提的是,有研究指出使用胶囊肠镜虽然痛苦较小,但诊断效率明显低于常规肠镜。另外还有一种技术叫作CT结肠镜,痛苦也相对较小,问题在于其只能发现90%直径>10 mm的腺瘤和结肠癌,有一部分较小的病灶将会被漏诊。

还有很多针对结肠镜应用的大型临床研究报道,几乎所有的研究结果,都支持人到中年即使没有任何消化道症状也应该接受结肠镜检查这一结论。既然结肠镜如此重要,那么间隔多长时间需要复查呢?有一项研究能够很好地回答这个问题。美国的研究表明,初次结肠镜检查未发现肿瘤的患者,5年之内罹患结肠癌的风险极低。这就说明不需要年年都做结肠镜检查,间隔5年是没有问题的。

需要指出的是,本篇科普文章内容不属于我的专业,我不是专家。尽管所陈述的观点不会有错,但有可能不够全面,还有可能漏掉了更新的视点。我之所以写本文,完全是因为已经下定决心要于近期做一次结肠镜检查,为此查找资料要做一个科学的心理准备,看了不少文章,有些感慨就动手写了。如果各位有更多的疑问,有必要向郝主任求教。

(2018 年 4 月 29 日)

5. 低白蛋白血症补充白蛋白应十分谨慎

白蛋白是维持血浆胶体渗透压最主要的蛋白。作为运送多种内源性和外源性成分的载体,白蛋白还具有抗氧化、抗炎,以及缓冲酸碱平衡紊乱等特性。对于危重症患者进行液体复苏时该选择晶体溶液(如生理盐水)还是血浆白蛋白输注,长期以来就是一个争论不休的问题。一部分人认为,低蛋白血症患者补充白蛋白至正常范围,这是很应该的事情,就如同人在饥饿之时需要进食充饥一样,不然就很不舒服。问题是,事实是这样吗?

2001 年 11 月至 2003 年 6 月,澳大利亚和新西兰 16 个多学科 ICU 的 6997 例危重症患者被随机分为两组,白蛋白组 3497 例患者接受 4‰人血白蛋白静脉输注直至死亡、出院或者随机分组之后 28 天;对照组 3500

例只接受生理盐水作为液体复苏策略。结果显示,白蛋白组共有726例患者死亡,而对照组有729例患者死亡,两组患者病死率没有统计学差异。除此之外,两组患者出现单个或多个脏器功能衰竭的比率、停留在ICU治疗的天数、住院总天数、机械通气天数、肾脏替代治疗天数等其他指标均无差异(*N Engl J Med*,2004,350:2247-2256)。这项研究结果表明,应用白蛋白或生理盐水补充血容量对于危重症患者转归的影响是一样的。

三年之后,上述研究小组报道了6997例中的460例脑创伤患者的长期随访研究结果。其中的231例患者(50.2%)当年随机分在白蛋白组,另229例(49.8%)分在生理盐水对照组,两组患者基线资料和脑损伤的严重程度是一样的。两年之后随访发现,白蛋白组214例患者中有71例(33.2%)先后死亡;对照组206例患者中有42例(20.4%)先后死亡,前者相对死亡风险显著升高。那些严重脑损伤患者因为接受白蛋白静脉输注死亡的可能性更大(*N Engl J Med*,2007,357:874-884)。该研究结果告诉我们,因为脑损伤出现低蛋白血症而补充人血白蛋白的病死率比只接受生理盐水进行液体复苏者更高。因此,对于那些因为严重脑损伤而入住ICU的危重症患者,应该以生理盐水进行液体复苏,即使出现低蛋白血症也不应该盲目补充白蛋白。

在一项多中心(100个ICU)的临床研究中,1818例重症脓毒症患者被随机分为两组,一组予以20%人血白蛋白加晶体溶液静脉输注,另一组给予晶体溶液作为对照组。白蛋白组要求患者在转出ICU之前或者于随机分组后28天的血浆白蛋白浓度不低于30 g/L。结果显示,7天时,白蛋白组患者的动脉血压虽然高于对照组,但两组的病死率并无差别。28天时,白蛋白组和对照组的病死率分别为31.8%和32.0%,没有显著差别;90天时,两组的病死率仍无差别。其他的次要观察指标,诸如出现脏器功能障碍的患者比例、功能障碍的程度、ICU住院时间等均无差异(*N Engl J Med*,2014,370:1412-1421)。从该项研究结果可以直接得出如下结论:与单纯应用晶体溶液相比,联合白蛋白和晶体溶液进行液体复苏不能够改善重症脓毒血症患者28天和90天的生存率。

毫无疑问,输注白蛋白能够在短时间内纠正危重症患者的低蛋白血症,也有可能使得血流动力学在最初的几天里相对容易趋于稳定。这也正是临床医师习惯于使用白蛋白进行液体复苏的重要原因。问题是,基于上述3项重要临床研究的结果,有理由认为危重症患者即使出现了低蛋白血症,以白蛋白代替晶体溶液实际上并没有给绝大多数患者带来好处,相反,一些严重脑损伤的患者因为输注白蛋白还会额外增加死亡的风险。最新的系统回顾和荟萃分析结果也进一步证实,白蛋白不能减少危重症患者的全因病死率(*BMJ*,2014,349:g4561)。即使是对那些肝硬化并发自发性细菌性腹膜炎的患者,静脉输注白蛋白也应十分谨慎,干这种事既不能改善肾功能,也不能提高3个月的生存率(*J Hepatol* 2015,62:822-830)。

基于现状,影响选择液体复苏用药策略的因素包括临床医师的偏好、治疗耐受性、安全性及治疗费用等,下一步需要研究和解决的重要课题是,甄别出那一小部分确实能够从接受输注白蛋白中获益的危重症患者,那样可以避免无谓的浪费和额外的死亡风险。

最后想回应第一自然段关于进食的话题。即使肚子饿,有时候吃饭也可以是有害无益的,比如说罹患急性胰腺炎时就需要禁食。

(2018年8月11日)

6. 对电话咨询切不可寄予过高的期望值

2011 年 7 月 5 日,我曾经写下了那篇题为"关于互联网医疗"的帖子,一针见血地指出网络看病基本上没有实际意义。在 2015 年 1 月 21 日央视二套的一个访谈节目中,我诚恳地劝导生病的人们放弃在网站寻求具体治疗方案的不正确想法。我的看法至今没有发生丝毫的改变,在今天的文章中继续阐明一贯的观点:可以从网上搜索一般的科普知识,但不可以从网上"开方子抓药",千万使不得。

我以前在"好大夫在线"网站注册了一个号,后来发现确实没意思,2010 年 10 月 10 日之后就不再光顾。工作人员很上心,居然知道了我在北京的电话号码,经常收到他们的电话或短信通知,说有患者需要我回复意见的咨询。基本上,来一次电就拉黑一次,但他们的电话总也拉黑个没完。

情况到今年 9 月 14 日出现了一点小改变。那天下午,我从菜市口开车回家被恶性交通拥堵拦死在长安大街上。无聊得很,就算有人在副驾驶位上学驴叫,我也会不介意的。恰在此时,一个以 5 开头的北京号码来电了,这是个典型的骚扰诈骗信号,但我的无聊病得治,于是,我破天荒接听了电话。

来电是"好大夫在线"的小姑娘,声音很好听,其实不好听也没关系,有人聊聊就改善生存质量,不过那嗓音真的挺悦耳,是和风细雨的南方口音,自带亲切感。锯子拉来拉去约莫 20 多分钟之后,小姑娘最后祭出了撒手铜:"施老师,现在和从前不一样了,在电话中回答患者提出的问题有钱拿,价码可以自行设定。"

这个时代变化得真快,难怪"好大夫"在战火纷飞的网络医疗大战中崭露头角,而其他的很多同类项都没啥动静了。我不再排斥地从 9 月 19 日开始更新网页,将一些科普文章贴了上去,从昨天开始接听经网站转接的咨询电话。

有些话得说明白,几乎所有的内科疾病都必须经过正规医院的医师面对面诊治之后,才有可能提供合理的方案。小病宜优先到社区医院就诊,社区医院认为有必要转诊则选择到大中型医院求医。在任何情况下,仅仅依靠事先提供三两页检查报告单,然后在电话中简单回答几个问题,只能提供一般的原则指导意见,绝对不可以明确回答"得了什么病"和"该吃什么药"等具体的重要问题。如果寄希望于通过 10 分钟的电话咨询就能得到上述答案,这种态度是不正确的,对你的病情没有好处,我们说"看病",不说"问病"或"猜病"。

患者毕竟没有医学知识,出现某种症状倾向于往最极端的严重状态上套,套进去有时候还钻不出来,因而变得惊恐万状。特别是有些人上网一查,就被一些心存不良的人带进坑里去了,此时,通过严肃网站向正规医院的专家咨询一些科普知识,这是有益的。

譬如说,看到 CT 报告单出现"小结节",是个人都该心慌,听听医师的意见或许对于缓解紧张的心情会所有帮助,至少知道下一步该怎么做。但是,医师在没有阅读 CT 原片的情况下,仅靠手机照片看了个粗略的模糊影,他的意见不可能是确切的。医师即使是在阅读 CT 原片的某一个断层面,都经常会掏出放大镜才能看得清楚。

再譬如说,一些家长得知自己的孩子被诊断为哮喘或者咳嗽变异性哮喘,需要长期吸入激素,这就慌了神,再听一些江湖郎中的胡说八道就更不知所措。此时,通过电话咨询了解哮喘的发病特征、用药原则、吸入激素的不良反应等,对于更有效地控制哮喘发作,避免不必要的思想顾虑,都是可以做得到的。但是,对于那些病情比较严重,可能存在并发症,甚至有可能是误诊的患者,电话肯定不能从根本上解决问题。

总之,可以通过电话咨询了解某一种疾病的原则性问题,不能指望得到确切的诊治方案。这个简单的道理患者及其家属必须弄明白,切勿寄予过高的期望值,以免贻误病情。

(2018 年 10 月 9 日)

7. 注射流感疫苗的必要性

疫苗对于人群的保护作用是毋庸置疑的。实际上,疫苗的发明和应用是现代医学科学进步一个重要的里程碑。由于疫苗,成千上万的人得以幸存。

关于本人的疫苗接种史,我有记忆的只有几次,包括卡介苗、水痘、脊髓灰质炎等疫苗,一次轻微烧伤之后还曾接种了破伤风疫苗。因为年轻时代有轻度的洁癖,我极少在外面乱吃东西,所以从不担心被传上乙肝这类的传染病,一直没有接种乙肝或其他肝的疫苗。还好,作为来自肝炎大省的我确实没有肝炎,说明天然的抗病能力还是挺强大的。

我成年之后就很排斥疫苗,这种做法是不对的。更不对的是,施戈和施妹小时候也很少接种疫苗,老师让他们带回接种疫苗的通知单,不管打与不打,家长都必须签字,我总是毫不犹豫地签字不同意打。这种做法也是错误的,作为医师,我绝对不怀疑合格疫苗的保护作用,哪怕疫苗本身或者其带有的微量杂质可能会引发不良反应。在极端罕见的情况下,有些不良反应是甚至危及生命的。

关于疫苗的风波从来就是延绵不绝。*Lancet* 曾经发表过一篇文章,认为"麻风腮"疫苗的使用与自闭症发病之间可能有关联。这篇文章导致欧洲对"麻风腮"疫苗的恐慌，后果是数年内英国儿童罹患"麻风腮"的发病率显著上升。后来的研究证实，*Lancet* 论文是错误的，但由其造成的灾害则难以弥补。这个著名的医学事例告诉我们，对于疫苗必须要有一个严谨科学的态度。

必须承认，我国过去多年以来在疫苗生产和经销方面的问题主要集中在质量这个环节。今年的长生生物的狂犬病疫苗、百白破疫苗案及前几年的山东和山西疫苗案，是这类问题积累到一定程度之后的爆发。从前的问题虽然没有近几年突出，但关于伪劣疫苗的零星报道时有见诸报端。久而久之，我对疫苗就难以完全放心。一般人依据常情会做出如下的判断：一方面，不打疫苗不一定会感染上传染病，即使染病也不一定会严重，即使病情稍微有点重，绝大多数都能治愈；另一方面，如果疫苗存在质量问题，因为接种不良疫苗而造成严重的不良反应，后果有可能更可怕。所以，完全是因为担心遭遇伪劣疫苗，我不敢让孩子们去承受那样的致伤致残风险。这个问题很复杂，现在说起来很难说是杞人忧天。

经过狂犬病疫苗、百白破疫苗案发，以及政府的重拳打击之后，我们看到政府在打击假疫苗方面的决心和努力，也看到了取得的成效。到了今天，人们有理由恢复了对国产疫苗的信心。几天前收到科室工会组长发来的微信说，本周四（也就是今天）医院统一安排接种流感疫苗，问我打不打，我秒回："打。"这么坚决的理由很简单，在政府痛击假疫苗的大好形势下，就算奸商胆大包天这个时候也不敢顶风作案。也就是说，今后的国产疫苗是可以放心接种的。

我之所以怕流感，是因为经过了 2017 年秋冬季节的流感疫情。那段时间，总共有 36 例经病原学确诊的流感患者入住我科 RICU。我从来没有经历过杀伤力如此凶猛的流感疫情,36 例患者有 12 人(男 9 人,女 3 人)被夺去生命,年龄 35—70 岁。特别值得关注的是,其中 5 人既往没有任何基础疾病,而且年纪都够不上老龄。

今年的流感疫情没那么严重,但还是应该严阵以待。既然有流感疫苗接种,就没有理由加以拒绝。任何人询问我,到底有没有必要打流感疫苗?我的答案都是肯定的,尤其是罹患慢性阻塞性肺疾病或支气管扩张症等慢性呼吸疾病的患者。

(2018 年 11 月 15 日)

8. 一项失败但仍然具有科学价值的临床研究

2006 年 9 月 7 日,《新英格兰医学杂志》发表一项失败的 I 期临床研究结果(*N Engl J Med* 2006,355:1018-1028)。灾难性的研究结果是研究人员事前不曾预料到的,要不然就不可能开展该项研究。我 12 年前阅读这篇报道时就深为震惊,此后在很多言及临床试验的场合都会提到这个例子,以此说明医学科研进步是多么不容易,需要很多人包括医师和患者付出努力和代价。

TGN1412 是德国勃林格·殷格翰公司生产的抗 CD28 单克隆抗体。在前临床研究中,已经证实 TGN1412 能在体内激活和扩增 Th2 细胞以及调节性 T 细胞,并没有显现出明确的不良反应和致炎效应。然而,在这一项 I 期临床研究中,6 名健康成年志愿者接受一次静脉注射的 TGN1412(0.1 mg)90 分钟后,全部出现严重的系统性全身炎症反应,表现为多种前炎细胞因子浓度骤然显著升高,并出现头痛、肌萎缩、恶心、腹泻、红斑、血管扩张以及血压下降等。全部受试者 12～16 小时内出现肺部浸润和肺损伤、肾功能衰竭、弥散性血管内凝血等危重状态,并于 24 小时内出现严重的淋巴细胞和单核细胞缺如。

所有的受试者被转入研究人员所在医院的 ICU,接受心肺支持包括透析、大剂量糖皮质激素及抗白介素 2 受体拮抗抗体等综合治疗。2 例受试者出现持久的心源性休克和急性呼吸窘迫综合征,他们分别在 ICU 住院了 8 天和 16 天。所幸,6 名受试者最终都成功抢救生还。

今天重提这个从临床的角度来说明显属于失败的研究,想以此说明对待医学研究需要有一个理性的态度。如果不分青红皂白将开展该项研究的医师视为"不人道",拿患者当"耗子"来做实验,在媒体上炒作一番肯定可以在一部分人群中具有煽动作用,要激起滔天的怒潮是一件很容易做到的事情。因此不得不说,在科学人文素养尚未昌明到一定程度的时候,要开展这样的研究基本上是不可能的。

如果该研究不失败,并且能证明 TGN1412 取得预期的疗效,这就能给众多罹患重症免疫相关性疾病甚至恶性肿瘤患者带来更多的选择和更大的希望。很遗憾,不是所有的试验都能成功,更多的试验即使不招致灾难性后果,也不一定取得预期的阳性研究结果。如果都如愿以偿,也就无所谓试验不试验了。

2018 年 12 月 4 日,*Lancet* 报道了一位接受来自死者的子宫移植的妇女成功受孕并产下一名健康婴儿,这也是一项具有一定风险的创新性研究。从研究的角度来说,这一项试验取得了空前的成功。

一项临床研究无论是成功还是失败,都是对医学科学进步的贡献,都有利于人类健康事业的整体提升。当然,进行医学研究最起码的要求是必须符合医学伦理学的原则和要求。

(2018 年 12 月 8 日)

9. 动筷要科学

作为事实,我国是肝炎大国,尤其是经口传播的甲肝和戊肝等更为严重。有些感染性疾病不显得特别可怕,比如幽门螺杆菌(Hp)感染,那是因为与 Hp 密切相关的胃癌没有立马呈现,但其可怕程度始终存在。不知道被谁祸害的,反正我去年做胃镜检查经病理经证实有 Hp 感染,后经郝主任下了一通猛药,这才彻底解除后顾之忧。

一个人胃里有 Hp,口腔里就会有定植,该人用他的筷子在嘴里疯狂翻搅之后,再用这一双筷子狂插餐桌上的每一碗菜,没有理由不将 Hp 成把成把地泼洒向公共的菜碗。当第二个同样不科学的人动筷钳夹受 Hp 污染的五花肉入嘴咀嚼并吞下咽喉,他就等于承受了来自第一个人送上门来的风险。同理,第二个人再将成千上万的 Hp 快闪送达第三个人的胃袋子。很遗憾,很多胃癌在诊断的时候就已经处于丧失了手术机会的晚期。

我父亲有一个非常坏的毛病,我很小的时候就对这一坏毛病持有深入到骨髓造血干细胞的印象,就读卫生学校之后对此更为反感。老人家在吃饭的时候,他任何一次夹菜都会用自己的筷子不停地翻捞盘里的菜,将稍微散落的菜堆成一个高耸入云的圆锥状体。重复的动作没有 20 个回合停不下来,历时至少 30 秒,然后才心满意足地夹取最尖端的那一小部分进食。后来发现,热衷于此道的人民还很多,包括我的好朋友兼老同事兼老师,外科的某主任。

南方人喜欢喝汤,很多情况下某一家人就只端一大盆汤上桌。喝汤的人每次就用一个小调羹兜取汤水,烫嘴的时候边猛吹气边喝半口。毫无疑问,喝得再干爽,总会有 $100\sim300\ \mu l$ 残留在调羹里。这一部分污染源在下一个动作将被倒入公共的汤盆中,其他倒霉鬼则不可避免地饮掉这个人的 Hp。若干日子之后,一个新诞生的 Hp 感染者将加害另一人无辜的华夏儿女。这个害人过程与上述不科学的动筷如出一辙,都属于要在其乐融融的亲情或友情中置人于死地的战争行为。

在所有的不科学动筷恶行之中,最反人类的是用自己的私筷给亲人们夹菜。这种事情在人类进入 21 世纪之后已经变得越来越不常见,说明社会在精神文明建设的活动中取得了重大的突破性成果。想当年,我敬爱的岳母最喜欢干的事就是替我夹菜。她看到白切鸡中美丽的母鸡膝关节或带骨的肱二头肌部位,都会笑盈盈地往我碗里塞。这也难怪,我毕竟是即将享受国务院特贴的杰出女婿,老人家最大的担心就是我会中途变卦,抬腿窜到其他楼层遴选别的岳母。问题是,我当年想到的不是血浓于水的亲情,而是交叉感染和高浓度的唾液淀粉酶。

(2019 年 1 月 9 日)

10. 空气污染对人体的危害超乎想象

空气本来是干净的,人人都知道清新的空气有益于人类的身体健康,也都知道空气污染是很糟糕的事。但是,时不时看到一些公共知识分子撰文说,空气污染的危害性没有想象中的那样可怕。甚至有专业人士告诫民众,没有证据显示空气污染会导致肺癌发病的增加。所有这些荒谬的论调都违背常理,是错误的。

2013 年,PNAS 发表了中国空气污染对居民寿命影响的研究报告,指出中国淮河以北的居民由于冬季享受政府财政补贴燃煤以供暖,导致空气中的悬浮颗粒浓度高达 184 $\mu g/m^3$，比南方高出 55%。更重要的是，淮河以北地区居民因此而引起心脏和呼吸疾病死亡率上升，导致人均预期寿命降低约 5.5 年（*PNAS* 2013，110：12936-12941）。

《美国呼吸与危重症监护医学杂志》于今年第一期发表了一篇关于低、中度空气污染对于严重创伤之后呼吸窘迫综合征（ARDS）发病的影响（*Am J Respir Crit Care Med* 2019，199：62-70）。美国的研究人员前瞻性分析一个涉及 996 例急性创伤后的危重患者队列（损伤程度评分均＞15 分）的资料，并与受伤者居住地 50km 范围内臭氧、二氧化氮、二氧化硫、一氧化碳及 $PM_{2.5}$ 的日均水平作相关研究。

研究结果表明，996 例患者中共有 243 例（24%）出现了 ARDS。除了二氧化硫，患者受伤前平均 3 天内短期暴露于空气污染的其他 3 项指标和 ARDS 的发生与否没有关系，而暴露于二氧化氮、二氧化硫和 $PM_{2.5}$ 的时间超过 6 周则与 ARDS 的发病率密切相关。长期暴露于上述 4 种污染物（3 年），哪怕暴露水平显著低于美国和欧盟的空气质量标准，也与 ARDS 的发生显著相关。由此得出结论，长期暴露于低、中度空气污染能显著增加严重创伤后发生 ARDS 的风险。

必须指出，该项研究分明属于这一类型研究中的最高水平。基于医学伦理学的原则，不可能设计一项随机对照试验来验证空气污染对人类健康的确切影响。譬如说，不可能将受试者随机分成两组，其中一组长期暴露于污染的空气，另一组生活在拥有干净的空气中作为对照组，再同时将两组受试者都打成重伤，然后比较两组患者出现 ARDS 的发病率。举出这个荒唐例子的原因在于，提醒人们不能因为该项研究在所谓的"科研设计"存在缺陷，不可能提供最直接的证据从而否定所推导得出的结论。

和该项研究有点类似的是关于吸烟导致肺癌增加的风险问题。至今，仍然有人抱着"我抽烟还活得好好的，所以说抽烟不会导致肺癌"的错误态度。吸烟导致肺癌等多种呼吸和心血管疾病，这已经成为社会各界的科学认识，但我国香烟消费量还在逐年增加，烟民人数一年比一年上升，而且开始吸烟年龄则呈现下降的趋势，这是十分堪忧的大问题。

上述空气污染对 ADRS 发病的影响，只是表明空气污染对人类健康众多危害的一个方面。空气污染只有正反两个方面的含义，没有缓冲的余地。如果说空气污染对身体构不成威胁，就等于说干净的空气对健康是有害的。

（2019 年 1 月 10 日）

11. 理性看待体检化验发现增高的肿瘤标志物

元旦前配合央视一套《生活圈》栏目组录制了一段科普访谈节目，内容与体检抽血化验发现肿瘤标志物（肿标）浓度升高有关，预期节目将于近日播出。

几乎每一次门诊都会碰到带着惊恐表情和化验单来咨询这个问题的体检者。由于生活水平日益提高，人们比以往更关注自己的健康状况。良莠不齐的体检机构和以骗为基本特征的各类保健品公司有如雨后春笋般齐刷刷冒出于祖国的每一寸山河，这就是明证。

随着医学科学证据的逐渐积累，原先一些不属于常规检查的项目进入了体检范围，如 40 岁以后应该增加肺部低剂量 CT（每年）、结肠镜（首次正常者间隔 5 年），以及常用的血清肿标检测等。肿标主要包括癌胚抗原（AFP）、前列腺特异抗原（PSA，限于男性）、癌胚抗原（CEA）、糖类抗原 CA125、CA13-5、CA19-9 及细胞角蛋白片段 CYFRA 21-1 等。

体检者拿到体检报告和化验单,发现上述肿标中的一项或多项浓度高出正常范围的上限,自是慌张不已,当场必定向体检中心的医师询问。体检中心的医师一般不是专科医师,提供的答案非常有可能达不到体检者的期望值。还有一种情况,医师已经明确回答了问题不大,只是表情和语气不够坚决,体检者始终放心不下。

一般人都会这么想,既然是反映肿瘤的指标,自然就该与癌症有关,既然浓度增高了,就说明已经有了癌症,不然怎么会高呢?既然医师不能给予满意的回答,体检者回到家的第一件事便是上网查阅资料。上网时非常有可能被一些无良网站或黑医带进沟里,焦虑中甚至打通了蜚声中外的名医×××主任的热线电话,于是乎被诱骗到黑医院去受害一通。这样不理智的例子并非罕见。

化验肿标的目的通常有以下几个:① 用于诊断;② 用于预测对治疗的反应;③ 用于评价疗效;④ 用于判断预后。大多数体检者面临的是第一个目的。最理想的肿标应该是,阳性结果就能确立肿瘤的诊断,阴性就能排除。很遗憾,目前没有任何一种肿标能够完全满足这样的要求。

相对而言,在所有的肿标中最可靠的是用于诊断肝癌的 APF 和用于诊断前列腺癌的 PSA,其次一点的是用于诊断消化道肿瘤和肺癌的 CEA,HCG 对于诊断绒癌和间皮素对于诊断恶性间皮瘤的参考价值也比较大。除了上述几种肿标之外,其余各项的临床价值等差强人意。所有的肿标都只具有参考价值,任何一种恶性肿瘤的确诊都必须以细胞学、病理学/免疫组化结果为金标准。如今强调了基因检测的重要性,尤其是判断是否适合于靶向治疗。

以恶性胸腔积液的诊断为例,最可靠的指标是 CEA,最没有意义的是 CA125 和 CA19-9。即使是最可靠的 CEA,其敏感度和特异度仅仅分别为 54％和 94％。检测胸腔积液肿标最大的意义在于,阳性结果(尤其是多项阳性)提示恶性疾病的可能性增大,从而帮助医师下更大的决心找到恶性证据,必要时进行有创检查。

必须强调,所有的肿标都必须由正规医院的专科医师结合影像学表现做出初步判断,离开影像学资料去单纯看待肿标是没有意义的。譬如说,肺部低剂量 CT 正常,没有看到结节或块影,即使某一项或多项肿标轻微高出正常范围,就没有必要担心罹患有肺癌。还需要指出,相当多的肿瘤包括肺癌,肿标的浓度可以是正常的。

正规医院的呼吸科医师在阅读影像学资料之后,明确告诉体检者,即使肿标升高也是能够放心的,没有必要太慌张。除了 AFP 和 PSA 具有良好的特异性之外,其他肿标升高结合影像学资料虽然能做出排除肺癌的可能性,但仍需注意其他部位的情况,如胃肠道肿瘤等。如果某些肿标的浓度显著升高,比如说高出正常范围上线的 2～3 或更高,诚然有必要重视,在目前没有肿瘤依据的情况下,需要间断一段时间再次复查。

诊断是一个复杂的综合问题,是一个动态的过程,这正是强调每年体检一次的原因。体检者发现肿标升高,有疑虑时应该到正规医院的专科就诊,把关于肿瘤诊断的相关问题交由医师做出判断。

我在本文中多次强调"正规医院",不知道大伙儿明白了没有。

(2019 年 1 月 14 日)

12. 坏人坏事不够少

多年之前,我在那个知边界、守规矩的新浪博客中时不时写一些与医患关系有关的博文,这些博文大部分已收录在《医师心里话》一书中。后来,我领悟到写这些东西实在太幼稚,没有丝毫的正面价值。改写公众号之后,我不会有意去谈与医患关系或医改政策有关的话题,完全没有意义。

毕竟工作在医疗圈子里,见识过的好人好事和坏人坏事俯拾皆是。作为事实,医师不容易,患者也不容易,很多的不容易表面上与一些部门制定的规章制度不合理、监管不到位、某些医师不讲医德、某些患者不讲病德有关联,但更深层次的原因肯定可以从咱们整体的民族性格和传统文化中得到最根本的解释。我的观点从来没有改变过,体制好不好,不是问题的关键所见,因为体制本身就是民族性格和传统文化的外在表现。换句话说,体制是人民的选择和历史的必然。体制不完善与社会的种种乱象不是因果关系,而同是伴随的现象。

2018年7月15日,国家药品监督管理局发布通告指出,长春长生生物科技有限公司冻干人用狂犬病疫苗生产存在记录造假等行为。这是长生生物自2017年11月份被发现百白破疫苗效价指标不符合规定后不到一年,再曝疫苗质量问题。

2019年1月11日,江苏省金湖县官方发布通报,该县黎城卫生院发生口服过期疫苗事件。经排查,截至1月9日,已确定全县145名儿童接种了过期脊灰疫苗。

2019年1月30日,有网友发帖称石家庄桥西区汇通社区卫生院疑似发生了"疫苗调包"事件,涉事卫生院的护士被指称用价格100多元的HIB疫苗代替600多元的五联疫苗。2月1日晚,石家庄市桥西区人民政府通报称,涉事社区卫生服务中心的负责人涉嫌犯罪被立案侦查。

疫苗是什么?疫苗唯一的价值就只在于帮助易感人群提高对某一种传染病的抵抗能力。不要说用了有毒的疫苗,就算用了没有保护作用的疫苗,这就是一件不得了的大坏事。这些道理不需要多说,需要说的是怎么可以使用假疫苗来牟取暴利呢? 在我有限的知识范围之内,真的不曾听说过世界上曾有过第二个国家出现此种丧尽天良的事情。这种害人行为一而再再而三地发生,很难以体制不良或监管不善来解释。体制再不好,监管再不到位,人,作为人也不能以坑害人类坑到这般不人道的地步来赚钱啊! 对于完全没有底线的一帮人,有什么样的体制能够发挥作用? 监管到什么程度才能制止人干坏事? 难道政府在这方面的打击力度还不够大吗?

疫苗尚且如此,伪劣药品就更不用说。2019 年 2 月 2 日,英国著名的医学杂志 *Lancet* 发表了一篇只有 1 页篇幅的短篇报道(*Lancet* 2019,393:446)。该文报道了江西神夫草生物科技有限公司生产的"神夫草抑菌乳膏",经检测发现内含有皮质醇激素丙酸氯倍他索以及抗真菌药物酮康唑和咪康唑,而这 3 种成分都不包括在药物的说明书中。

没有必要强调这些伪劣药物的危害性有多大,这本就不该存在于世界上。令人不寒而栗的是,这不是罕见孤立的个案,还有其他众多的类似害人药。一些号称纯草药制剂的抗感冒药加有对乙酰氨基酚,一些号称纯草药制剂的降糖药加有二甲双胍,一些号称纯草药制剂的壮阳药加有西地那非,一些号称纯草药制剂的止喘药加有激素……我实在想不通,怎么可以生产和销售这样的假药去害人? 要制止如此令人发指的罪恶勾当,如果黑心的人不太多,需要很严厉的监管吗? 如果黑心的人不太少,监管有意义吗?

更多的时候,人们不需要故意创造机会去做好人好事,只要不想方设法去做坏人坏事,我们的国家就会变得十分美好而强大。看来,不是好人好事不够多,而是坏人坏事不够少。

最后想说,我本人不干缺德事,因此有底气、有本钱厌恶这种黑心的坏人坏事。

(2019 年 2 月 3 日)

13. 将疟原虫注入人体内的伦理学问题

我想结合自己的专业知识和理解谈谈出于医学目的能否将疟原虫注入人体内的伦理学问题。首先给出明确的意见：取得医疗机构的伦理委员会批准之后，经患者/家属知情同意，将疟原虫注入体内以观察其治疗某种疑难疾病的疗效和不良反应，这个过程不违反伦理学原则，本身是可以接受的。

另外一个不可回避的重要问题，就是在开展这样的临床研究之前必须具备充分的立论依据。研究人员注意到疟疾流行国家/地区的癌症发病率降低，这是发现和提出医学研究问题的常见途径。注意到这个现象之后，可以通过以下的研究取得明确的科学证据。第一，可以首先进行横断面研究，看看目前诊断为癌症的患者既往是否曾经罹患过疟疾；第二，可以设计前瞻性队列研究，对比分析有或无疟疾现病史/过去史的两个队列今后罹患癌症的发病率。

流行病学资料的价值是很大的。英国学者 Strachan 于 1989 年首先报道了儿童花粉症的患病率与家庭大小、家中年长同胞的人数呈负相关关系（*BMJ* 1989，299：1259-1260），并因此提出这样一个假设：幼年早期从年长同胞身上传过来的感染性疾病对于免遭变应性疾病具有保护作用，从而较少发生湿疹、过敏性鼻炎、支气管哮喘等变应性疾病。这就是所谓的"卫生假说"。后经科研设计更严谨的流行病学调查结果证实，"卫生假说"随后得到同行的广泛认可。

接着,研究人员应该开展体外/动物实验以证实疟原虫或其产物对于癌细胞/肿瘤具有攻击性,并力求阐明此种攻击性的作用机制。在此基础上便可以注册进行临床研究,首先应该开展的是观察性研究,亦即招募一组受试者观察医源性疟疾对于晚期癌症的疗效和安全性,并将研究结果最终以论文形式发表在专业学术期刊上。公开发表论文是取得同行认可的第一个步骤,现代医学不允许祖传秘方,可以申请专利保护但不允许保密医疗技术。没有医学论文的发表,相关的一切问题都无从谈起。

如果上述观察性研究的结果显示,疟原虫治疗晚期癌症是有效的,安全性是可以接受的,那么就有必要进行单中心的随机对照试验以验证观察研究得出的阳性结果。如果结果显示医源性疟疾带来的医学裨益优于对照组,则有必要组织多中心随机对照试验募集更多的受试者,以证据性更强的研究结果证实接受疟原虫注射有助于晚期癌症患者的康复。此后,可以报批将该种疗法推广到其他的肿瘤患者身上。这是一个漫长的过程,即使有确切的疗效,从现在开始没有 10 年走不完这个程序。

本文只针对医源性疟疾治疗癌症的医学伦理学问题发表看法,不评论该疗法的医学意义本身。在这方面,强烈呼吁民众对于临床研究过程有一个科学的理性认识,不能动辄将医学研究一头闷棍就暴击为"拿人当耗子做试验"。如果有人一定要如此固执己见,那就有必要说个一清二楚。"拿人做试验"正是现代医学科学技术得以进步的唯一形式,"唯一"在此的意思就是绝对不存在第二种替代途径。当今正规医院里的任何一个诊疗理念、药物、技术及方案无一不是经"拿人做试验"这个步骤而发展和完善而来的。反过来说也对,"立论依据"再有道理,不经人体试验就将某一药物或技术应用到人体是不人道的,也是国家法律法规所不允许的。

以关于抗 CD28 单克隆抗体的 Ⅰ 期临床研究为例来说明这个问题。

在该项研究中,6名健康成年志愿者接受一次静脉注射的 TGN1412(0.1 mg)90 分钟后,全部出现严重的系统性全身炎症反应,表现为多种前炎细胞因子浓度骤然显著升高,并出现头痛、肌萎缩、恶心、腹泻、红斑、血管扩张及血压下降等。全部受试者 12～16 小时内出现肺部浸润和肺损伤,肾功能衰竭、弥散性血管内凝血等危重状态,并于 24 小时内出现严重的淋巴细胞和单核细胞缺如(*N Engl J Med* 2006,355:1018-1028)。所有的受试者被转入研究人员所在医院的 ICU,接受心肺支持包括透析、大剂量糖皮质激素,以及抗白介素 2 受体拮抗抗体等综合治疗。2 例受试者出现持久的心源性休克和急性呼吸窘迫综合征,他们分别在 ICU 住院了 8 天和 16 天。所幸,6 名受试者最终都能成功抢救生还。

医学研究从来就是有代价的,有时候甚至是付出生命的代价。必须尽最大可能降低代价和风险,保护受试者利益,这就是医学伦理委员会存在的价值。受试者有权知道参加研究获得的利益和风险,这就需要公开沟通和知情同意。

最后再次强调,开展将疟原虫注入体内以观察其治疗晚期癌症的疗效和安全性,这个过程不违反伦理学原则,是可以接受的。

(2019 年 2 月 16 日)

14. 严谨科普任重而道远

一个多年的朋友,15 年以前常常麻烦他到家里来帮忙整理电脑软件方面的难题,不久前得知他因为罹患肺病而去世,甚为难过。朋友生病之后的一些际遇让我久久不能平静,深感要在当今社会普及一些科学常识,尤其是与维护健康和疾病防止的知识,自始至终困难重重,实际上收效甚微,给人的感觉基本上没有改良的希望。

朋友有家人笃信风水和偏方,他受家庭氛围的影响也糊里糊涂接受种种明确违反科学原理和生活常理的安排。有时候腹痛难受,家人便礼请大师通过免提电话发功以帮助缓解症状,并且拒绝前往医院就诊。最后,病情进展到大咯血,其他朋友急呼120前来接患者要送往医院。其家人先是不同意,后来看到再也无法支撑才勉强同意,但必须等待到大师掐手指算定的时辰才同意医护人员入室搬动。很遗憾,朋友在救护车尚未抵达医院之前就在救护车里溘然长辞。

朋友罹患的重病是不可治的晚期肿瘤,其家属的做法与不良预后没有必然的关系,从心理层面来说也是为了他的好。问题在于,这种事总该有一个正确的态度和处理方式,万不可涉及封建迷信和不科学疗法。

更重要的问题在于,有一部分人很难以科学的思维方式与之进行沟通,他们对于某些明显没有道理的治疗手段从不迟疑,表现出十分有把握。当正规医师提供基本现代医学知识的治病知识时,他们嗤之以鼻。这一方面,正规医师的说服能力远远不是江湖骗子的对手。江湖神医搬出的许多似是而非的害人道理总是一帆风顺地站在制高点。譬如,神医说泥鳅的天性是钻洞,泥鳅生吃之后可以在体内疏通血管,从而能神奇地治愈中风。再譬如,红烧茄子时发现茄子能吸油,神医就说生吃茄子能吸油减肥,还能把吃出来的病吃回去。一般人听完就完了,不会把这些荒唐的低端笑话当回事,但是真有一部分人信了,而且信得义无反顾。

支气管哮喘为常见病、多发病,经过规范的治疗,绝大多数患者的哮喘症状都能得到良好的控制,不影响工作,不影响生活,不影响结婚生子,不影响寿命,但在工作中会发现很多人谈喘色变,甚至有人认为患上哮喘就约等于"差不多要死了",最多的担心是惧怕哮喘突然发作还来不及去到医院就死掉。更不可理喻的是,不少哮喘患者听信江湖神医"外不治癣,内不治喘"的蛊惑,放弃规范的治疗方案和用药,长期口服无良人产生的"止喘药丸"或"定喘胶囊"。

昨天的门诊就见到一位反复哮喘发作8年的患者居然不曾使用过吸入激素。我无论如何不能理解,当今世界还会存在这样的荒唐事。8年了,这位患者难道就不曾去过正规的医院求诊?去过任何一家正规的医院,相信就不可能等到了出现满月脸等严重的激素不良反应才意识到一直在口服伪劣药品。

我打开一粒患者携带的胶囊,告诉她掺杂在其中的白色粉末就是捣碎的泼尼松药片。也就是说,她过去8年以来一直口服大剂量的泼尼松治疗哮喘。如果规则吸入激素,病情在得到良好控制的同时不会出现如此严重的不良反应,更不会给以后的治疗带来不确定性。

世界上恐怕没有哪一个国家像咱们一样能够明目张胆地生产、销售和使用假药治疗人类的疾病。偷工减料地仿制他人药品已经算是坏事了,将有效的化学药物成分加进药渣欺骗患病的人,以此谋财害命,人类怎么可以黑心到这种地步?

我们专业地辟谣和科普,但再努力也敌不过无良人员无孔不入的恶意造谣和欺骗,目前看来我们远远不是无良人员的对手。同样恨铁不成钢的是,一些人群的思想明显还不开化,他们轻而易举地接受谣言和匪夷所思的疗法。对于大多数欺诈,人们不需要具备充足的医学专业知识,仅凭常理就能做出正确的判断。很显然,常理在这一部分人当中还不能发挥作用。

(2019年3月21日)

15. 劝人少吃肉是有科学道理的

吃肉多是不好的,这个道理很多人都知晓,但人们多半只知道其然而不知道其所以然。从前日子苦,有点小肉吃都是个天大的喜事,如今在餐桌上经常看到大叔大婶们很是自律,轻易不动筷,以至于有理由认为一些人过于谨慎,怠慢了这一桌上等的靓肉。其实,他们是对的。

红肉是指是在煎炒之前呈现出红色的肉,如猪牛羊鹿兔肉等所有哺乳动物的肉。早就有证据表明,红肉消费量的增加与 2 型糖尿病、心血管疾病、某些癌症的发病率和死亡率升高有关。过多食用加工过的红肉(如培根、热狗和香肠),还有可能与慢性阻塞性肺病、心力衰竭和高血压的发病率升高有关。

6 月 12 日,来自上海复旦大学中山医院和美国多家机构的研究人员在《英国医学杂志》发表了最新的研究成果(BMJ 2019,365:12110),以过硬的证据指出:多吃红肉特别是加工过的红肉,能增加人群总体死亡率的风险;反过来说也是对的,要想长命百岁,就不能过多吃肉。

共有美国 53 553 名女性和 27 916 名男性受试者参与了该项研究,所有的参与者都没有心血管疾病或恶性肿瘤。在为期 8 年的研究过程中,研究人员分析了参与者食用红肉量的变化,并与随后 8 年的死亡风险做相关分析。

结果显示,在随访研究中共有 14 019 人死亡。不管是女性还是男性受试者,8 年内红肉进食量的增加与随后 8 年的死亡风险增高存在明确的正相关关系。每天增加食用超过半份红肉,能使得死亡风险增加 10%。同样贪食超过半份,加工和未加工过的红肉伴随死亡的风险分别升高

13%和9%。在不同年龄、体力活动、饮食质量、吸烟状况及饮酒量的亚组分析中,红肉食用量增加与死亡率风险增高之间的相关性是一致的。也就说,不管是谁,只要贪吃肉,死亡率上升的风险都是存在的。

该研究还发现,和平常食肉量相比,每天少吃半份加工或未加工过的红肉则与死亡风险没有关系。这个说明什么问题呢?可以这么理解:肉是要吃的,但不能多吃,不然会增加死亡的风险;但也没有必要少吃或不吃,因为少吃不能降低死亡风险。这里很有中国传统文化的哲学思想:凡事不必走向两个极端,中庸就好。

美国的2015—2020年膳食指南建议,每餐饮食中可以增加蛋白质食物的种类包括海鲜作为蛋白质的来源,避免偏食,主张食物多样化,多混吃豆类、坚果和植物种子等其他蛋白质源替代红肉和家禽肉等。

这里有必要专门说明一下。建议人们不多吃红肉,是因为严谨的科学研究已经证明这样的饮食习惯能够增加死亡的风险。然而,这不意味着,每一个暴食红肉的人都会因此而一律驾鹤仙去。说吸烟有害健康,是说吸烟者罹患相关疾病的风险比非吸烟者高得多,不是说每个吸烟的人都必定得病。再譬如说,在三里屯日常闯红灯的人遭遇交通意外的风险大大高于规矩走路的人,不等于说某人每一次闯红灯都被三蹦子撞一下。

这里强调的是风险意识,生活在现代社会里的人们没有必要去承受任何有害无益的风险。那样做是不明智的。我已被自己成功地说服了,从今往后将大大减少肉制品的进食量,目前的食肉量已经严重超标。

(2019年6月25日)

16. 过敏也许不是坏事

本人是依靠研究过敏性哮喘起家的,还曾作为第一完成人于2011年

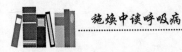

获得国家科技进步奖二等奖,而我本人却罹患过敏性哮喘、过敏性鼻炎及特应性皮炎等过敏性疾病。我家所有人全部罹患过敏性疾病,我的书桌和床头柜面上无时无刻不摆有抗过敏药物。曾经隐约听人说过,过敏性疾病患者患上恶性肿瘤的风险比不过敏的人显著减少,一直不当回事。今天,刚刚和学生们完成了一篇论文的初稿,下一步交由她们投稿,我改稿的活儿算是干完了,所以心情特别好。于是,有了闲暇上网查查过敏和癌症发病之间的关系。不查不知道,一查喜极而笑:原来患有过敏疾病的人可能真的特别有福气!

有人综合评估了 1960 年至 2011 年间发表的 32 项流行病学研究的结果,最终认为过敏性疾病与某些特定类型癌症的发病率之间的确存在一定的关系。一方面,有些证据支持过敏炎症反应有助于促进癌症的发生,但仅限于某些特定区域;另一方面,也有证据显示过敏性疾病能增强机体免疫监视功能,从而起到防止癌症发生的作用(*Int Arch Allergy Immunol* 2012,159:216-225)。特别可喜的是,尽管确切的机制尚未阐明,动物研究结果表明,过敏反应对于预防某些类型恶性肿瘤的发生具有明确的保护作用(*Nat Rev Cancer* 2015,15:131-132)。

可以理解,指望通过患上过敏性疾病以免遭癌症之祸,这是不现实的,即使对于已经罹患癌症的患者来说,也不能指望通过给他们"接种"过敏性疾病从而达到治疗的目的。尽管关于过敏性疾病发病机制的研究历来如火如荼,但至今仍然知之甚少。人们连如何患上过敏性疾病都不知道,就更不知道如何故意让人患上该类疾病了。

有一点是非常明确的,尽管过敏性疾病使人痛苦不堪,但这类患者罹患癌症的概率绝对不高于一般人群。相反,一部分流行病学调查资料显示,过敏性疾病患者患癌的风险有所降低,只不过这样的结论在不同的流行病学调查研究中无法得到统一而已。目前关于这方面的流行病学调查研究方法简单粗暴,质量普遍不高,结论也就难以令人信服。只是既然已经有严格的动物研究结果支持,过敏性炎症反应能够预防某些肿瘤的发生,这样的科学结论对于我们这样深受过敏性疾病折磨的人来说,总是福音,更是希望。

综上所述,罹患过敏性疾病可能减少发生癌症的机会。此外,如果不幸被诊断为癌症,过敏性疾病可能有助于减缓肿瘤病情的进展,让患者有更多治愈的机会。

让我们期待更多的福音。

(2019 年 8 月 4 日)

17. 通过磁共振成像可以轻易重建人的面部照片

无论是基础实验还是临床研究,数据在投稿时被要求公开和分享已是大势所趋。如果论文中有必要出现研究对象的性别和年龄,即使隐去姓名和国家/地区等信息,很多医学杂志要求作者必须提供受试者的知情同意书。一般说来,医学图像文件所包含的"元数据(metadata)",例如姓名、性别、扫描日期及标识号等通常在数据共享之前删除,然而,磁共振成像(MRI)扫描中的面部图像仍然可以通过简单的软件得以重建。这是一件很可怕的事情。

前天(2019 年 10 月 24 日),《新英格兰医学杂志》发表了美国 Mayo Clinic 一组研究人员的一篇有趣短文(*N Engl J Med* 2019,381:1684-1686),让人看后觉得忧心忡忡。一些图谋不轨的人完全有可能在共享的研究数据库里获得受试者的 MRI 数据,再以面部识别软件将 MRI 的数

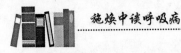
据重建成面部图像,通过与社交网站的照片做对比从而轻而易举地找到受试者本人,这在技术上是没有难度的。可怕之处在于,其后果将导致隐私包括诊断、认知评分、遗传数据、生物标记、其他成像结果等遭到泄露。

为了确定面部识别软件能够从头部 MRI 重建而得的面部图像中识别出"真人",研究人员招募了 84 位在过去 3 个月内接受过头部 MRI 的受试者,按照性别和年龄进行了分层,并拍摄了每位受试者 5 张角度略有变化的照片。作者对 MRI 以自动化系统重建面部的三维计算机模型,并为每人创建的 10 个具有随机光度的视角的二维照片样图像。然后,测试通过公开渠道即可获取的自动面部识别软件(Microsoft Azure),该软件试图将面部照片与用户定义的可能面部进行匹配。

将由 MRI 数据重建而得到的图像与每个人的 5 张实际照片作对比,结果令人震惊。对于 84 位受试者中的 70 位(83%),该软件将 MRI 重建的图像判定为受试者最可能的"真实照片",优于其所有真实照片。80 位(95%)受试者中,MRI 图像均在前 5 项选择之一,亦即有一张真实的照片被排除在外。

由此看来,分享研究数据仅仅删除医学图像中的元数据不足以防止受试者隐私被不当泄露。既然公开或分享数据成为今后的大趋势,那么就有必要开发更好的电脑软件以防范不法之徒利用分享的数据重建受试者的面部照片。

(2019 年 10 月 26 日)

18. 没有证据就不能推荐

一直想写一篇关于"真实世界研究"话题的文章,但总是懒得系统查找资料,所以难以下笔。总的说来,真实世界的研究结果再重要,也不能与临床随机对照试验(RCT)相提并论。实际上,真实世界的研究都是无奈的,人们都是在无法进行 RCT 的情况下才会提到那样的研究结果。譬如说,罕见疾病和突发传染病便不可能开展 RCT。毫无疑问,不能否定真实世界研究的重要性,只是有必要强调其结果不能成为制定指南或专家共识的高级别证据。

多年以前,不少呼吸科医师喜欢给急性发作的哮喘患者静脉点滴氨茶碱,而口服氨茶碱则几乎成为控制慢性哮喘的常规用药。但是,长期以来一直拿不出有力的 RCT 结果来显示茶碱的疗效优于吸入激素或其他药物,如今茶碱已经被直接无视。我本人在过去 10 年间未曾给患者开出过一片茶碱,除非患者坚持开此药。与此相类似,对于干咳患者,我开的止咳药只有阿斯美胶囊或惠菲宁口服液,绝对不开其他任何第三种药物。理由很简单,没有 RCT 结果支持的药物,本人永远不主动触碰。

对于绝大多数确诊的哮喘患者而言,如果吸入激素的疗效不佳,需要考虑的因素有几个方面:治疗依从性不良(包括激素次/剂量不足、吸入方法不正确)、危险因素持续存在(如不放弃饲养对其有过敏反应的宠物等)、出现并发症或其他疾病(如 ABPA 等),真正难治的哮喘并不多见。

在现实生活中,总有一些哮喘患者即使吸入激素仍然得不到良好的控制。此种本来可以避免出现的情况显然与在个体或群体层面上缺乏适当的控制策略有关。最新一期 *Blue Journal* 发表了题为 *The projected economic and health burden of uncontrolled asthma in the United States* 的研究论文(*Am J Respir Crit Care Med* 2019,200:1102-1112),非常到位地探讨了这个重要的问题。该研究的目的在于预测美国未来 20 年青少年和成年哮喘患者因为哮喘控制不良而导致的额外经济和健康负担。

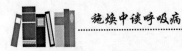

作者建立了一个概率模型将美国各州人口增长、老龄化、哮喘患病率等指标与哮喘控制水平的估算联系在一起。研究结果显示，2019－2038年间美国因为哮喘控制不良到引发直接的经济价额将是 3006 亿美元。如果加上间接的经济价额，总的费用将是 9635 亿美元。纵观美国各州，由于哮喘控制不良而导致的平均人均费用在 2209 美元（阿肯色州）到6132 美元（康涅狄格州）之间。

我国 20 岁及以上人群哮喘患病率 4.2%，患病人数达到 4570 万，而且我国 71.2% 的哮喘患者从未被医师诊断，只有 5.6% 的患者接受以吸入激素为基本用药的规范化治疗在（*Lancet* 2019,394:407-418）。可见，哮喘已经成为我国主要的公共卫生与医疗保健问题之一，提高患者对于规范化治疗的依从性就该成为哮喘防控工作的重中之重。

全世界早就进入了循证医学时代，严肃的指南从来不否定医师个人经验的重要性，而是努力为推荐或推翻某种诊疗程序提供证据。还没有证据的疗法不等于没有疗效，需要做的事情是找到有效的证据。

一句话，有高级别证据的方案才能予以明确推荐，没有证据就不能推荐。本文观点不与外行或江湖术士讨论，要讨论也要等到这些人懂行或去掉心术不良的毛病之后才有意义。

（2019 年 11 月 3 日）

19. 提高民众科学素养

和很多人一样，每个月我也有那么几天情绪特别不稳定，比如说昨天，其中一个危险因素可能与空气质量有关。昨天的雾霾应该是本年度最严重的，我上网查的时候 $PM_{2.5}$ 高达 218，好在昨晚开始有风有小雨，今天的空气质量转为良，明天就开始优了。

　　每到秋冬季节，我的过敏性鼻炎和咳嗽变异性哮喘就没有不频繁发作的，即使鼻塞流涕症状不明显，说话带有鼻音却是一个令人很头疼的麻烦。有过敏疾病专科的专家建议我尝试接受抗 IgE 单抗注射，但我认为还没有严重到有必要走这一步险招。国外有报道说这样的药效果不错，但我对于生物学制剂总是心存芥蒂，不敢贸然以身试药。当然，我也不曾建议过任何一位患者接受那样的药物。

　　关于难治性哮喘的管理，我在以前的科普文章中多有描述，今天不赘言。抗 IgE 单抗治疗过敏性疾病或许真是一个优秀的有效药效，但我还是觉得需要更长的时间来观察其潜在的不良反应。与恶性肿瘤患者接受免疫治疗的情况不同，过敏疾病可以等，不需要太焦急，因为通常不致命。

　　一些好心的读者朋友看到我被过敏性疾病万般蹂躏，时不时通过公众号发来私信提供祖传秘方。不能关闭私信功能是公众号的一个恶性缺陷，也是人类社会里最不人道的动作。我在这里不戏谑这些陌生朋友的好心好意，但他们显然忘记了我是靠什么家伙吃饭的。我罹患我本人专科范围之内的常见病，需要依靠民间的秘方来解决问题，如果我被阿驴踢中脑子接受了，唯一能做的事情就是主动去跪求更生猛的阿驴再踢连环脚，直至踢扁为止。

　　几年前，有民间科学家寄来的"论文"请我帮忙翻译成英文，说要将这样的好货发表在"自然"杂志上，我说没有时间和能力干这种事，科学家冷嘲热讽："不是说你的英语很好吗？"两个月前，有江湖神医通过中国邮政寄来快件，里面有一大沓"实例资料"和媒体报道剪辑，附信声称找到了根治哮喘的绝招，并请我广开门路替他大力宣传以造福广大患病群众。神医的态度十分真诚，他对于他发明创新的独门绝技有神效深信不疑。

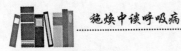

江湖神医的大量存在这种事情唯一能够说明的是,要提高民众的科学素养不是一朝一夕能做到的。

(2019 年 11 月 10 日)

20. 慎食生的河虾、河蟹、河鱼

在今年 9 月底和 10 月初的马德里欧洲呼吸年会上,我有幸见到了我国著名的呼吸病学家沈华浩教授,他告诉我说他们前不久遇到一位"三重"寄生虫感染的患者。沈教授利用团队科研经费通过二代测序技术确立了最后的诊断,并帮助患者恢复了健康,这是最重要的事。同样难能可贵的是,他们正在研究大量酸性粒细胞浸润到胸膜腔和其他组织的确切机制,目前取得了可喜的初步结果。

最近,我们也碰到了一位"三重"寄生虫感染的患者,情形与沈教授描述的情形非常相似。这位患者因为间断发热 4 个月,气短 3 周,于 2019 年 9 月 12 日入住朝阳呼吸。曾在当地医院行肺 CT(2019-05-23),示双肺多发结节影,肺结核不除外,予利福平、异烟肼、乙胺丁醇、吡嗪酰胺抗结核治疗。2019 年 5 月 26 日血常规白细胞总数和中性分叶核细胞比例正常,酸性粒细胞占 6.1%。复查胸部 CT(2019-06-21)肺内病变较前吸收、双侧少量胸腔积液。2019 年 6 月 14 日酸性粒细胞 23.4%,加用泼尼松 20 mg QD 起始治疗,1 个月后逐渐减停,继续使用抗结核治疗 2 个月后自行停药,发热及气短症状较前无明显变化。3 周前无明显诱因出现气短,伴刺激性咳嗽,偶有咳痰、痰中带血丝,伴发热,体温最高 39℃,多于下午发热,体温可自行降至正常。

因病情加重就诊于北京某医院,行胸部 CT(2019-08-22)示双肺散在斑片渗出影,双侧胸膜、叶间裂增厚伴胸腔积液,心包略增厚伴积液,腹腔积液,胸、腹壁软组织肿胀。血常规(2019-08-28)示 WBC $23.95 \times 10^9/L$,酸性粒细胞 51.3%。后来转诊到了朝阳呼吸。

入院之后主要的检查结果:胸部 CT 显示肺部浸润影、双侧胸腔积液、心包积液。腹部增强 CT 发现肝脏多发异常强化灶,暂考虑感染性病变可能。上腹部增强 MRI 发现肝右叶多发异常信号,首先考虑感染性病变;肝内、外胆管轻度扩张,慢性胆囊炎可能;腹腔少量积液;肠系膜水肿,腹壁皮下软组织肿胀。

胸腔镜下所见:胸腔内未见明显粘连带,胸腔暴露好,草绿色胸腔积液共引流约 300 ml。壁层及膈胸膜略水肿,无明显充血,可见较多粟粒样结节,散在较大结节,可见纤维素样物附着于胸膜;脏层胸膜表面可见散在结节,边缘可见黄白色纤维素样物,无明显充血水肿。

胸膜活检结果:送检组织内纤维组织增生,表面附少量间皮细胞未见异型性,间质散在少量淋巴细胞、浆细胞及大量嗜酸性粒细胞浸润,并见纤维素性渗出及坏死组织。未见寄生虫。

上述检查结果都没有发现特征性的变化,完全是因为外周血酸性粒细胞百分比显著升高,胸膜活检组织出现大量酸性粒细胞浸润,我们常规将血液标本送到北京友谊医院进行全套寄生虫抗原/抗体筛查,结果回报:广州管圆线虫 IgG 抗体、旋毛虫 IgG 抗体阴性、布氏杆菌虎红实验阴性;肺吸虫抗体 IgG 抗体、曼氏裂头蚴 IgG 抗体及肝吸虫 IgG 抗体阳性,前两者滴度较高。

2019 年 9 月 27 日开始给予吡喹酮 0.8g TID,口服 6 天,体温于服药后第 2 天恢复正常、皮下肿块较前吸收。10 月 3 日开始给予吡喹酮 1.6g TID,口服 5 天,结束抗寄生虫治疗。嘱 2 个月后再次复查肺 CT、心脏超声、腹部 MRI。

这位患者的诊断经过不复杂,重要线索是酸性粒细胞显著增多,并浸润到全身多处器官组织,确立诊断有赖于寄生虫抗体的筛查并得到阳性结果,治疗经过也证实了寄生虫病的诊断。追问病史,患者和家人可能有生食河蟹的生活史,家人在食用自家烧烤的河蟹(自诉可能没烤熟)之后也有发热病史,可能也出现了类似的寄生虫感染。

在广西很多地方有生食河鱼的习惯,那里很多居民肝吸虫的感染率相当高。我特别能理解,要改变一个地方民俗风情尤其是饮食习惯是很困难的,只是确实应该当心寄生虫感染。生食河虾、河蟹、河鱼,在很多情况下是不安全的。

(2019 年 11 月 22 日)

21. 维持体外膜式氧合的熟练实施需要有一定的例数支持

时不时在媒体里看到一些规模不是很大的医院开展重要生命器官如肝脏等移植手术的报道,这当然是医学科学发展到今天的巨大进步。然而也应该看到,为了显示医院在当地有实力而只满足于开展一两例肝移植是不值得赞赏的。要在一个单位维持大手术的基本运行,必须拥有一个稳定具备熟练操作程序的手术队伍及相关科室的密切配合,否则不可能保障手术的质量。也就是说,没有一定手术台数的支撑,是不能保证手术熟练程度的维持的。

现在大家都知道了一种叫作 ECMO 的生命支持设备和技术。ECMO 的全称是体外膜式氧合,俗称"人工肺"。全国各地综合和专科医院包括一些规模比较小的医院近年来纷纷引进了 ECMO,并选择性报道了一些成功病例。任何生命支持技术包括最基本的机械通气都有利有弊,其中任何一个环节从来都争议不断,只是最终救治结果在争议中得到了不断进步。目前,ECMO 还处在起步阶段,很多观念没有得到接受,大多数技术细节还没有办法形成统一的标准。2018 年,《新英格兰医学杂志》报道了一项国际协作进行的随机对照试验结果:接受 ECMO 救治的极重度 ARDS 患者 60 天的病死率与常规机械通气对照组相比,并没有明显的下降(*N Engl J Med* 2018,378:1965-1975)。也就是说,ECMO 并非万试万灵,更非唯一的选择。

朝阳医院 RICU 在应用 ECMO 救治 ARDS 患者方面做出了很多的努力,积累一定的病例(共约 200 例)和经验,同时为全国各地医院呼吸与危重症医学科培养了大量的专业人员。今天主要想谈谈,一个单位每年需要实施至少多少例次才能保证 ECMO 熟练程度的维持。实际上,这个问题已经在国外基本上达成了共识。

一组来自美国和加拿大的研究人员为了确定年度开展的 ECMO 例数与某家医院的病死率之间的关系,回顾性分析了 1989—2013 年间的 ECMO 国际协作组的注册数据。结果发现,共有 290 个单位为 56 222 例患者 [30 909 名新生儿(0-28 天),14 725 名儿童(29 天至<18 岁)及 10 588 名成人(≥18 岁)] 提供了 ECMO 支持。1989—2013 年间,对于特定年龄组而言,实施 ECMO 例数越多的医院新生儿和成人的病死率越低。到了 2008—2013 年间,上述相关关系只见于成年患者组。此外,每年实施不足 6 例 ECMO 的医院,接受 ECMO 的成年患者的病死风险显著高于实施 30 例以上的医院(*Am J Respir Crit Care Med* 2015,191:894-901)。

这项重要的研究结果提醒我们,ECMO 可以拯救越来越多的危重症病例,但很多技术没有得到解决,更多的问题有待完善。即使在已经熟练开展 ECMO 的单位,该项技术也不能使得所有的患者获益。对于一些技术相对薄弱的单位,在人员训练不足的情况下上马 ECMO 应该采取更审慎的态度。如果由当地卫生主管部门协调,基层医院需要接受 ECMO 的患者集中到某一家单位统一实施,这是最为理想的选择。

(2019 年 12 月 19 日)

22. 飞机上的氧气

前段时间,医师界很多人对于航班或高铁上工作人员在急救突发疾病的人时,要求施救者出示执业医师资格证表示愤慨,我一开始就一千个一万个地给予最彻底的专业支持。我坚信,航空或高铁公司在此之前曾经因为受到没有专业知识就瞎说的外行坑害而招来横祸。他们出此下策必定深有苦衷,弄不好会再次蒙受巨额经济损失,甚至有可能被不良媒体群戳或吃漫长的官司。

我本人也曾有过"万米高空救人"的经历,目睹整个过程混乱和胡闹。在航班上,空姐广播说请医师按铃,机上有孩子出现了紧急情况。一个年轻的母亲带着一个两三岁的孩子搭乘飞机,孩子哭说肚子痛。我随空姐走近母子所在座位,那里早就聚集了几个七嘴八舌胡说八道的乘客,有人说让孩子多喝热水,有人说拍打孩子的背部,有人说将孩子的头部后仰。我根本没有机会靠近,隔空简单问过孩子的妈妈之后,我将空姐拉到几步外说:孩子上飞机之前已有发热和肚子痛,现在的情况正常,很可能只是"胃肠型感冒",没有紧急情况,不需要焦急,再说飞机上没有感冒药,急也没有用。

每当我看到关于飞机或高铁神医的故事,我就忍不住想发问:在狭小的机舱里,有多少惊心动魄的故事可以让医师演绎?除了掐人中和导尿,医师们还能干点什么?几种常见的急诊状况,诸如急性胃肠穿孔、宫外孕破裂出血、中风、急性肺栓塞、大咯血、气胸……任何高明的医师都必须束手无策。有一种情况是可以救人的,那就是心脏骤停,但报道中没见到这种可以施展大爱的情况。

阿炳和我同龄,都属龙,都是在京工作的医师,我和他是"吃虱都分腿"的好兄弟。他曾经告诉过我他亲历"万米高空救人"的伟大故事,他说拯救了一个垂危的患者,事后得到了上级的表扬。在从北京飞往南方某城市的航班上,一个前往北京求医失败的晚期肝癌患者突然出现昏迷、全身发绀、四肢冰凉等表现。阿炳在说明身份之后建议让患者吸氧,机长最后还采纳了阿炳的建议,将飞机迫降在沿途的一个机场,让受命等候在机场的救护车拉往当地医院救治。

不管从人道和医学的角度来说,阿炳的建议都是错误的,都是必须给予严厉批评的。第一,飞机上的氧气只有两个小罐子,在极端紧急的情况下仅够机舱里的所有人员吸氧 3 分钟。为什么只有 3 分钟?因为 3 分钟之后飞机要么转危为安,要么已经坠毁,谁都没有必要在第 4 分钟之后继续吸氧。第二,那两小罐氧气是所有人员生存的全部希望,将这唯一的希望留给一个终末期恶性肿瘤患者,明显有悖于一切伦理道德。第三,那个患者就是因为在北京救治无望才转回老家接受临终关怀的,路途中尤其是在机舱里出现任何严重状况包括死亡都是可以接受的,也是患者及其家属事先必须预料到的。

患者出现此种情况不外乎几个原因:肝昏迷、疼痛导致休克、肝癌破裂出血,或者急性肺栓塞。无论哪一种情况,吸氧都可能有好处,但那一点点氧气不可能解决问题。说到这里,可能有人会说飞机事实上并没有出现紧急情况,此时让患者吸氧是出于人道的考虑。我只能说,这么说的人想法太过简单。

至于建议飞机迫降在中途的机场,则是阿炳犯下的第二个错误。迫降与否对于改善患者的预后而言,毫无医学意义。

(2020 年 1 月 12 日)

23. 中外关于死亡的不同观念

从网上看到日本著名喜剧演员志村健于本月 23 日确诊罹患新冠肺炎,不幸于昨晚在东京的一家医院去世,终年 70 岁。过去数年来,我频繁地观看志村健表演的搞笑视频,未必每晚都看,但每周看三两次那是规定的。

由于在现实世界里已经耳闻目睹了太多的灾难和悲剧,我从来不看好莱坞的灾难片或者以悲情为主调的电影,只看喜剧/搞笑片、动作/枪战片、悬疑片等。我现在基本上不会看国产片,只是偶尔犯了天大错误为逗乐母老虎才会痛苦不堪地自残一两回。时至今日,我心甘情愿地追捧的演艺界明星只有两位:一是周星驰,二是志村健。

去年去日本重游故地的时候,我问了当年的指导老师横山彰仁教授怕不怕死,他的回答相当模糊,既不说怕也不说不怕。在我的印象中,日本人和印度人一样,对于死亡的恐惧感不很强烈。我在日本多个城市看到,小块的墓地可以散布在任何一个地方,有些人家的厨房或卧室的窗户前不足数米的地方就是坟场,开窗便能看见密密麻麻的墓碑,但他们处之泰然。这种景象在我们的文化里是不可理喻的,是绝对不能接受的,认为那是一个阴气缭绕的多鬼地方。

日本每年都会有数以万计的高龄老人死在家中,待到尸体腐朽之后才偶然被人发现。在我们看来,这些有子女的老人孤独而死,简直是子女的大不孝。然而,他们能接受这种离开人世的方式,更不会有人声讨他们的子女。其实,怎么个死法才好,完全是人们的观念问题。人老到了 90 岁,哪一天倒地在洗手间或者厨房,与被人推到医院送进 ICU 插管折腾一段时间再死,两种死法本质上并没有不同。

当下,全世界有 174 个国家共计 735 560 例确诊的新冠肺炎患者,其中 34 830 人已经因此而死亡。更惨的是,死亡人数还在节节上升,目前还没有看到期待中的下降拐点。我从来不忌讳谈论死亡,对于欧美人对待死亡的态度也比较熟悉。儿女小的时候,我们每周都两次聘请美国老师到家里来帮助兄妹俩练习英语口语。我曾经问过其中的一位老师 Claud 怕不怕死,他明确告诉我说,不怕。

一些人很难理解英国为什么决定故意让一部分去感染新冠病毒,这实际上等于让一部弱势人群去死。他们认为,在医疗体系不能满足形势需要的情况下,以一部分人死亡的代价换来更多人活的机会,这是符合科学原理的。美国总统特朗普公开说,新冠肺炎本来可以造成 220 万人死亡,但如果政府通过做工作使得死亡人数降至 10 万以下,这就是一个了不起的成就。意大利的医师根本就不需要征得患者或家属的同意,直接拔除 65 岁以上患者的气管插管,将呼吸机移去让年轻患者使用。他们这么做的理由是,老年人即使行机械通气,其死亡率也相对较高,而年轻人接受机械通气之后活的机会则显著加大。

这几天,因为修改论文的事与杂志的主编来来回回过了几招,他们始终不满意我的应对和修稿。主编反复问我,因为 ICU 床位远远不能满足患者的实际需要,武汉的医师到底如何决定谁能进入 ICU。我说大多数中国人不会考虑主动终止治疗这种事,中国医师绝对没有权力拔除某个患者的插管,所以只有等到住在 ICU 里的某一个人死亡或好转脱机之后空出一床床位,第二个患者才有可能被安排进入 ICU。他们说怎么能这样?这不等于人为降低整体的生存率吗?直到现在,我本人真的不知道如何回应是好。待到这篇论文发表之后,建议各位朋友阅读一下英文原文,我是不会直接将这部分内容翻译成中文的。

中外关于死亡具有完全不一样的观念,这与传统文化和宗教信仰等因素有关,无所谓对无所谓错。在咱们这一边,观念和行动可以是有出入的,有些事能做不能说;有些事能说不能做。

(2020 年 3 月 30 日)

24. 往日里我们是否过诊过治

武汉城开封给全地球人民发出的信号令人欢欣鼓舞。为了配合这个压抑多时之后突然欢腾的气氛,我特别盼望能够犒劳一下比窦娥冤还冤的胃袋子。于是乎,我作为始作俑者约出政法教授、文化老师和陈导去到烤鸭店吃好几块无比油腻的鸭皮鸭肉。

偶尔我不知天高地厚在 K 歌厅里引吭高歌,周围的人总能听出杀羊即将死但又没死透那一两分钟的绝望咩咩惨叫声势。久而久之,我就五体投地地崇拜那些在歌厅里能成功吸引他人聚精会神听唱的成功人士。在这一领域,唯一让我排斥的是听到长江以北的兄弟姐妹展开歌喉大唱粤语歌曲。比如说,每当我听到他们将“一”发“yà”音的时候就想去拉尿。有时候我也很自卑地想，他们听我说南宁普通话时说不定也很有便意呢。

同样的道理，我还十分崇敬能写诗的文人。老同事辛建保教授写的诗我都是要细细品味的。只可惜，最近辛教授不怎么勤奋创作了。好在中部不亮北方亮，我还能看到中国传媒大学的政法教授时不时吟诗一首。在昨晚的免口罩性打尖席间，政法教授赠我诗一首：

庚子季春赠施大夫

故人重把盏，相对如梦寐。

三月疏忽过，死生已相违。

扁鹊膺二兄，施泽于未委。

疾恶见天寿，期颐聊可慰。

注：相者云，老年天寿星主疾恶宫，则生命力旺盛。

这让我想到自1月23日武汉封城以来的医疗形势，思来想去的三个大问题是：我们往日里是不是存在过诊过治的情况？如果确有其事，过诊过治有多严重？今后能否改良诊病不太理性的状态？

过去的两个月多时间里，除湖北以外全国各地医院的工作量大都巨幅度下降。期间全社会肯定会存在下列几种情况：一些晚期恶性肿瘤患者因为得不到化疗/放疗而导致病情恶化；一些癌症患者因为疼痛等症状不能得到及时的对症处理而在极度的痛苦之中离世；一些需要接受血透的肾功能不全患者因为封城而不能前往医院治疗而导致病情加重；一些红斑狼疮患者因为得不到及时的化验而延误诊断和治疗，以致在短时间内进展到狼疮性脑病……

虽然存在上述种种情况，但这毕竟是碰到了灾难之时，是谁都不愿看到的。另一方面,我们在工作中看到的这类情况并不是很多,实际上是少见事件。即使在封城最严厉最困难的时候,全国各地绝大多数紧急和危重症患者还是能得到基本的救治。

问题来了,医院早就基本上恢复了正常的接诊能力,但几乎所有医院的一些科室都存在大量的空床,门诊患者人数也只是平时的一半左右。也就是说,很多患者这个时候并不愿意来到医院,关键是病情允许他们不就诊。造成此种情况的原因有多个方面:①因为担心第二波疫情反扑,医院还必须沿用新冠肺炎筛查程序,住院需要一个隔离过程;②拟施行择期手术如心脏搭桥术或前列腺增生症切除术等的患者往后安排;③轻症患者可以忍受,不一定需要来医院;④一般都采取了网上预约挂号的形式,可能不太方便。

不管怎么说,一旦有病必须接受治疗,没有人会故意忍着不到医院来。既然在过去两个多时间里到医院就诊的患者人数大大减少,医院恢复正常的工作之后并没有出现积压患者大量涌进医院的情况。反过来想,在此之前有些患者来到大型医院并非都绝对有必要,可能存在过诊过治的情况。其实,要得到这方面的确切证据并不困难,组织有关人员做一个系统的研究就能拿出一个科学严谨的报告。

一方面看病难,另一方面过诊过治,两个方面都值得我们深刻思考。

(2020 年 4 月 10 日)

25. 有些哭是给别人看的

在医院里干活见惯了生死,见惯了与生死现场直接相关的人,所以有机会无数次亲历人性的暖和冷。

那些走得比较急的老人家,子女们如果长期不生活在身边,他们对于老人离世的痛苦特别强烈。对于那些因为中风在病床上卧病了多年的昏迷老人,他们的离去不管是对于自身还是子女,其实都是解脱。即使家属痛哭的时间不长,我也能理解,尽管所有的死都值得哭。

施戈和施妹小的时候,我曾和他们开玩笑说,我年老到不能动弹以后不会过多麻烦他们,我会在汗迹斑斑的枕头套下面放一包老鼠药,最后一顿晚餐便是吃下老鼠药然后双脚一蹬就完事。没有想到的是,施妹不为所动,竟然平静地说:"好,我负责定期更换老鼠药,以免过期失效。"她说完跟着吃吃地笑了起来。

我爹1996年去世的时候,我带媳妇回家办丧事。母老虎没有见过乡下的葬礼,看到当地穿红着绿的"师公"们又唱又跳,忍不住偷偷笑了起来。我觉得很正常,连我自己都觉得那些封建迷信活动十分好笑。但是,我大姐在旁边可是急坏了,她是一个全方位信神信鬼的人,让邻居们发现儿媳妇在公公的"出木"仪式上不长跪哭得死去活来,那被周围看热闹的人认为是很不贤孝的铁证,母老虎说她真的哭不出来,这事只能不了了之。

从小我就知道,我们那一带的乡亲们在老人寿终正寝时总会忘情地痛哭,而且是唱着哭,是有调调的。有些人家里穷困潦倒,实际上没有拿出足够的谷米真正善待生前的老人,但却在那个时刻不惜泪本呼天抢地。不管是引吭高哭的人还是前来"吃豆腐酒"的看客,都明白孝男孝女们哭得再用功也是表演给观众们看的。

这种剧总在医院里就看得更多,有些演员入戏的程度绝对能够以假乱真,连我这个一看就能现场揭开刘谦老师魔术奥秘的高手都愿意假装感动一下。今天本来的初心不是写剧评,写到这里才发现过门是有点儿过长了。

回到一个严肃的问题：如何在医院里送老人最后一程？作为一种要求，医师们在接诊八九十岁的危重症老年患者时必定都会询问家属的态度。不管是直接询问还是旁敲侧击，医师都能很专业地精准摸透家属的真实想法。有些家属非常理性，知道老人家已经走到了人生的终点站，所以明确表态只希望老人家走得安详，尽可能少经历一些痛苦；也有一些家属表示要不惜一切代价让老人家能多活一天是一天，因为生命是无价的（心里未必这么想）。

在这里我只能说出我个人的态度，相信也是几乎所有医师的态度。具体而言，对于高龄住院患者，如果罹患的是恶性肿瘤终末期、中风长期昏迷卧床合并吸入性肺炎、慢阻肺终末期、肺纤维化终末期，诚然没有必要要求进入 ICU，没有必要要求医师在老人出现心脏停搏之后进行心外按压、没有必要要求气管插管或切开、没有必要要求输注大量的人血白蛋白或球蛋白，总之没有必要采取最高级别的抢救措施。如果进入到了不可逆的终末阶段，任何抢救措施都无济于事，否则就还没有进入到终末阶段。这样的临终状态不是可康复的急诊事件或危重状态，不再具备抢救的医学价值。

即使动用最昂贵的抢救设备和药物使得终末期高龄患者维持一段短时间的生命体征，也不能根本逆转必然的结局。实际上，在使用机器维持生命的这一段时间里，患者处在极端痛苦的状态之中，通常表现在谵妄和狂躁等方面。为了制止狂躁，医师必须使用强力的镇静药去掉意识，或使用肌松药打断呼吸，但只要稍微清醒便感极端痛苦。对于可逆的疾病而言，忍受这样的痛苦当然是值得的，但是对于不可逆的终末期疾病而言，延长生命等于施加和延长酷刑过程。

这些道理，很多人都明白，但有不少人即使明白也做不到理性对待。

（2020 年 4 月 15 日）

26. 离开人世的方式

受到新冠肺炎疫情的影响，一些临终老人不能顺利住进医院本部的病房，他们被建议转到医疗体合作医院接受临床关怀。要是在平时，患者本身和家属都不愿意接受这样的建议，但形势比人强，很多人没有别的选择。在关键时候，一般没有人选择在这个节点上以医闹的方式解决问题。

养老问题再一次让我陷入沉思。中国事实上已经进入了老龄化社会，但我们尚未建立起一套能让所有阶层都放心的养老体系。这在一方面，经济欠发达固然是一个制约因素，但最大的障碍还是来自传统文化根深蒂固的影响。还是以那个古老的问题来举例：如果只有一张 ICU 空床位，有两个患者候床，一个是 90 岁的终末期胃癌患者，另外一个是遇车祸的 30 岁年轻人，两者如果不进入 ICU 都将很快死亡。问题是，这一张床位给谁？

如果不给老人，几乎可以肯定必定会有道德高尚的人提出良心拷问：难道人老了有罪吗？医院见死不救，天理何在？在很多国家，不会有人提出这样的问题。一旦有人从道德的层面提出起哄性刁题，几乎没有人能够提供完美的答案，在当今社会，不但媒体会借机炒作，家属更会趁机集合到医院讹诈一大把钱。

去年的这个时候，我和母老虎前往日本四国岛旅游，顺便拜访我从前的指导老师横山彰仁教授。他告诉我他的父亲将近 90 岁，罹患晚期肺癌并出现了恶性胸腔积液。老人家刚从医院出院不久，目前住在家里等待离开人世。平时有妹妹定期回家照护，横山每个月驱车两个小时回去看望一次。

从媒体里看到，日本每年大约有4万老人孤独死在家里，很多待到若干月遗体腐朽之后才被人发现。这些孤独离世的老人中不少是有子女的，他们到死也不愿意给子女添麻烦。在他们看来，人老了选择孤独离开世界的方式是可以接受的。在这种情况下，他们的子女不会感到自责，也不需要担心被邻居指着脊梁骨大骂不恪守孝道。这大概与他们的文化有关。

中国人追求善终，善终的最高形式是在众子孙的陪伴下寿终正寝，然后有人披麻戴孝吹吹打打风光厚葬入土为安。到了今天，这种事情即使在农村也越来越罕见。历史学家张鸣教授在《农村为何沦为道德地狱》一文中写道："一位农村研究的学者告诉我，很多农村，老人得了病，一般的选择就是自杀，养老敬老，在很多的农村已经是一个笑话了。"这当然不是全部农村的写照，肯定也会有人不同意这样的说法。不过，这种事情是有的，是吧？

如何面对老龄化社会的养老和生死大事？在大型医院中将原本不够使用的普通病房改装为临终病房，显然不能解决太多的问题。允许民间资金建造护理院或临终医院，如何管理？目前私立医院的管理还有根本解决不了大问题。加强公立大医院和社区小医院的医联体建设或许是一种有益的探讨。今后，社区养老可能也是一种趋势。

直到今天，临终关怀和死亡教育在我国仍然是一个众人回避的空白地带。人活到了八九十岁，在家里离世或送到医院插管折腾几天之后再走，无论从哪个方面来说都没有医学上的区别。

（2020年5月3日）

27. 甘于受骗的肥沃土壤

听闻某些地方又出现了祸害百姓的大头奶粉,不知是真是假,即便真有其事,我也不会觉得特别惊奇。坑人的工艺和产品之所以得以大面积存在或长期反复出现,总有其得以存在和出现的传统基础,绝对不是某个时代几年间特有的,更不是因为某几个商人心肠特别黑的缘故。

老有人将坑人现象归结为体制不完善或某个主管部门监管不力的结果。很显然,这种说法乍一听很有道理,颇具蛊惑性。一部分看客在一分钟之内能将针对坑人事件的全部愤恨集中到黑商的个人身上,然后在仇恨帖的转移呼叫声中再将愤恨转移到监管部门某个具体的负责人头顶上。但很少人注意到那部分看热闹的其实也是坑人的活跃帮凶,这种帮凶行为的隐蔽性在于不自觉地提供坑人的辽阔土壤。多种令人发指的坑人行为不只是到了改革开放之后才有,民国时期也有,清朝也有,当今坑人的科技含量略微提升而已。

一些以贩卖焦虑为己任的贫智媒体看到黑商将医疗垃圾制成外卖快餐盒子,从而发起"外卖将毁掉下一代"的恐吓运动。这里只有"黑商以医疗垃圾坑人"一件事,没有"外卖"的事。在黑商坑人的过程中,必定有众多的人员牵涉到众多分工明确的细节,如果半数以上参与坑人的人具有基本的良知,一些大尺度突破人类底线的坑人行为包括制售假疫苗等便不可能得以发生。监管部门固然有监管不力的责任,如果只是因为监管不力便能涌现大范围的坑人事件,还真不能单纯唯监管是问。

还有一件事与此类坑人勾当有异曲同工之妙。多年前当听说一些人不惜花费大半辈子的积蓄持续高价购买江湖骗子兜售的保健品时,我是很容易激动的。激动的理由是：①一些电视台、电台、网站和报纸在传播医疗虚假广告时为何能有底气无所顾忌？②骗子为何能够不需要顾及起码的事实而满嘴跑火车大肆行骗？③为何有那么多受众违背基本的常识而心甘情愿地上当？上述第 1 和第 2 条是成功坑人的必要条件，第 3 条则是充分条件，也是坑人硕果累累的肥沃土壤。见得多了之后，我对于在那些个一而三、三而再、再而四五六七的受害者就渐渐失去了同情心。或者说，他们乐于上当，不需要同情。

最神奇的地方在于，有些骗子居然能够成功地将自己骗进骗局里去，能徒手开山劈岭的各路武术宗师就不多说，很多江湖郎中更是如此。譬如说，骗子真心实意地相信洗胆排毒包治百病，在上街招摇撞骗的同时甚至还为自己和家人施行排毒术。骗子在推广弗朗西斯片和叶莲娜娃胶囊根治糖尿病的时候，自身对于这两种神药的疗效深信不疑，而且不能容忍具有正确医学理念的正规医师提出质疑，并随时随地祭出万试万灵的家国情怀，通常都能一招制敌取胜。如果后者继续坚持落实科学发展观据理力争，骗子和被骗人员便发动群众运动，同心同德地抡起捍卫人类尊严和维护世界和平的伟大旗帜予以迎头痛击。只需要须臾功夫，大多数正规医师就会举手投降跪地求饶，任由骗子继续叱咤风云吃香喝辣，尽管几乎所有的糖尿病患者最终都回归到口服二甲双胍和（或）注射胰岛素规范化治疗的道路上。

有什么办法可以提高这部分人士的科学素养以期理性接受疾病、选择规范化治疗、并理解可能的不良预后？从历史和现状看来，估计很难，至少还要漫长的路程。太多的人矢志不渝地将明显有悖于科学精神的谬误当成了科学，尽管他们实际上并不排斥真正科学的治疗程序。譬如说，不少骗子笃信舌下含服詹妮弗滴丸能根治所有类型的肺癌，但事实是，全世界几乎 100％的早期肺癌患者都义无反顾地接受肿瘤切除手术。

（2020 年 5 月 25 日）

28. 年度健康体检中最重要的项目

由于疫情的影响，我直到今天才完成本该于去年年底就该完成的年度健康体检。关于体检，几乎每年体检的时候我都忍不住要写一篇文章谈谈相关的话题。几年前还会看到一些从事医疗相关专业但又不是临床医师的专家撰文反对体检，认为那样做会消耗医疗资源又达不到预期的价效。这两年，很少见到这类不科学的论调了，因为科学研究提供了足够的证据显示，人到中年之后定期体检是明智之举。

广义的体检内容除外包括常规的体格检查还包括：血常规、含肝肾功能等的生化、肿瘤指标、心电图、胸部薄层 CT、腹腔和盆腔脏器超声、甲状腺和颈部动脉超声等，近年有专家建议将胃镜和结直肠镜检查纳入常规体检。我本人在没有消化道病史和症状的前提下，于 2018 年 5 月 22 日接受了胃镜和结直肠镜检查，并切除 4 个结肠息肉，亲身体会到该两项检查的极端重要性。

那么，在越来越多样的体检项目当中，哪一项最重要？答案不能一概而论，不同的人尤其是具有不同基础疾病的人，每一项的重要性各不一样，不存在某一项比另一项更重要的固定情况。如果是上一年度体检正常、目前没有任何症状的所谓健康者，常规体检项目的每一项等同重要，都为评估当前的健康状况提供证据，任何一项出现异常都能为诊断某一种疾病提供重要的线索或确诊依据。

对于贫血、出血性疾病或粒细胞缺乏患者，血常规便是最重要的项目。对于心肌缺血性疾病患者,心电图和心肌酶谱就极端重要。实际上,这些患者的相关检查已经超出体检的本来含义,应该是病程中的随访或者说定期复查。

如果是一个健康者,一次胸部 CT 检查就非常重要,因为 CT 可以发现早期肺癌。只有早期肺癌才有机会通过手术得到根治,而手术是根治肺癌唯一的手段。人人可以听信江湖神棍其他五花八门的忽悠,唯独这一点请千万不要听信。待到出现咳嗽、胸痛或咯血等症状才到医院就诊由医师发现肺癌,此时通常都已经处在晚期。另一方面,大多数成年人尤其是年纪较大者,CT 报告单常见出现"微小结节",只要直径不超过0.6cm 都不需要惊恐。极少数情况下,微小结节即使是肺癌的很早时期,都还有随访复查的时间,来得及。

很多恶性肿瘤的起病都是相当隐匿的,尤其是空间伸展性比较大的部位,例如腹腔。腹腔和盆腔超声检查有助于发现或排除各个脏器的肿瘤,这些检查在很多年以前就已是所有患者住院之后的常规检查项目。作为常规项目,在大多数人都会是阴性结果,但只要在 1000 例受检查者发现 5 例占位性病变,就是值得的。可以理解,对于存在腹部症状的人群而言,发现占位性病变的可能性进一步增大。

同样的道理,推广胃镜和结肠镜检查拯救了成千上万人的生命。一次结肠镜检查如果不发现肿瘤依据,该人在未来 5 年发生结肠癌的风险微乎其微。正因为这个,消化科医师会建议人到中年之后每 5 年检查一次结肠镜。对于那些有肿瘤尤其是结肠癌家族史的人士,这个复查间隔相应缩短。

总之,人到中年例行年度健康体检非常重要,那些有生活不良习惯如吸烟或嗜酒的人尤其不可等闲视之。人类所有的疾病都有一个通用的管理原则,那就是早期发现、早期诊断、早期治疗。

(2020 年 6 月 1 日)

29. 呼吸科医师的至怕

学医从医是一种痛苦阈值极低的职业选择。

无论在哪一个时代哪一个国家,死亡都不是人们乐而为之的喜庆之事。怕死是人类永恒的主题,是人类最强烈的恐惧情感。由于宗教的原因和缺乏对死亡的疏导教育,同胞们对于死亡的恐惧感在世界上可能最为强烈。想想,一个活生生的人在心跳呼吸停止之后不久就被推进烧火炉的灶肚子,只需要耗时个把钟头就变成一把灰烬,谁能不怕?

有一个让人心惊肉跳、只可意会不可言传的怪现象,那就是在医师当中普遍出现当什么专科的医师就特别担心自己罹患这个专科相关恶性疾病的莫名担忧。这种没有任何理由的担忧可能与日常工作的过多接触和潜移默化的影响有关。实际情况表明,这样的担忧从来没有得到证据的支持,但还是特别怕。譬如说,呼吸科医师担心自己罹患肺癌等隐忧比担心消化道肿瘤强烈得多;同理,猜测消化科医师担心自己罹患结肠癌的隐忧比担心肾癌强烈得多。

懒惰是人的天性。由于屙屎屙尿都十分舒畅,我在历年的体检中从来不曾留标本化验大小便常规。首先说明,这是不对的做法,谁都没有理由偷懒。其次,泌尿系统和消化系统的正常状态可以从其他体检项目的结果得到反映。再次,偷懒的原因还包括出于专业上的不敏感性。任何一个人到中年的呼吸科医师参加体检,我绝对不相信有人会不查胸片或低剂量 CT。极少数人由于一心扑在工作上而漏过了某一年度的体检,但只要体检必不会缺少该项目。

现在接近本院职工年度体检的尾声。在闲聊中我问了问几位科室同事:做 CT 时是不是特别紧张?会不会担心肺野出现令人不寒而栗的磨玻璃影?检查其他项目包括从屁股捅进一根长棍状的结直肠镜时从不慌乱是吧?几乎所有的同事对于上述 3 个问题的回答都是捅破纱窗的轻快和会心微笑,都给出肯定答案。只有一位嫂子表现出大无畏精神,说不怕;我问为啥不怕,回答说年年都体检,去年 CT 正常,今年即使出现磨玻璃结节影子也是早期,做掉就得,怕啥?

嫂子说的都是科学道理,确实没有理由杞人忧天,最严重的后果不过是胸外科开一个小洞的故事。问题在于,几乎没有一次门诊或查房不看到各种各样的磨玻璃、小结节、块状影、肺不张、肺门影增大、S 征、肋膈角变钝、纵隔固定、支气管镜下有菜花、支气管管腔受压狭窄……看得多了,意志再坚强的呼吸科医师都会有微崩溃的时候。完全因为受到职业病的祸害,相信会有很多呼吸科医师洗澡时都会犯贱摸一把自己的锁骨上窝,先左后右。

呼吸科医师体检必做低剂量 CT,躺上检查床的过程屁股一般都"逐边颤抖",做完跳下床的第一件事(通常在穿好外套之前)便是一个箭步冲到电脑前查看每一张扫描断层图片。在确认自己的肺野"万里无云"之后,整个人顿觉人生轻松无忧愁。而且还会由此产生有一系列连环套的好事:既然 CT 正常,那么其余所有的体检项目肯定都正常,接下来查不查就无所谓了。

最大的悲哀在于,医师们在安慰患者时个个都是能说会道的高手,一旦轮到自己摊上一点小事件就没见过不傻了,精神状态基本上都在很短的时间之内都会塌下来。从这一方面来说,不学医不从医更容易回避和解脱。

（2020年6月4日）

30. 救与不救

长期以来，我脑子里一直萦绕着一个残酷的想法：如何对待本来可以避免的植物人状态？实际上，这种所谓的残酷在我的观念里从不复杂，只是将其置于周遭的文化氛围中才必须复杂。中西方文化之间巨大的差异，从当前对待新冠肺炎防控的态度和政策中也可以一目了然。无所谓正确不正确，从各自的文化来说，两种截然不同的做法都没有错。

知网近期有一个问答："如果年迈的父亲脑出血，就算救活也是植物人，但是花光家里的积蓄，你们会不会救？"参加讨论的读者很踊跃，有医务人员也有不医学的人士。有人的回答很理性，能从医学科学和大概率事件的角度来思考和行动；也有不少人从感情和孝心的角度来说事，尽管他们在现实世界里未必这么做。

生活是很残酷的。不妨设想一个常见情形：某某今年50岁，在北京工作，夫妻俩税后年度收入50万元，每月房贷1万元，女儿今年读高二。父母亲80岁左右，退休金仅够维持生活。老父因为脑出血昨天住进医院ICU，每天的治疗费1万元，医保只能覆盖其中的50%。那么，现在回到上面的锥心之问：救不救？

首先旗帜鲜明地陈述我个人的观点：不救。我家的老人就是在不人为延长痛苦的情况下安详离开人世的。若干年后我进入高龄如果出现不可逆的危重状态时，绝对不希望我家的孩子做无谓的努力，那样做除了延长我的痛苦和额外增加他们的负担之外，没有任何积极的意义。我的观点从来没有改变过,在从前的文章中多有阐述,并且不遗余力地呼吁人们理性对待疾病过程和可能的不良预后。

再回过头来继续设想某某家的状况。某父在 ICU 住院两个月花费60 万元治疗费(家庭负担 30 万)之后进入生活不能自理的卧床状态。老人家可能没有严重到植物人的状态,脑子可能还是清醒的,能进行简单的语言交流。接回家吧?某母年事已高,而且罹患糖尿病和高血压病,不再有能力照顾某父,某夫妻俩的那点收入不足以聘请专职保姆,连请钟点工都费劲。那么,谁来照顾病榻上的父亲?

送往养老院?社区医院?那样做除了支付医药费,护工费也是不菲的。久病床前无孝子,这是大概率事件。在家里照顾不周,重病患者卧床卧出压疮来不是小概率事件。发生压疮之后合并感染,此后家里的异臭几乎没有人家能忍受。女儿明年便要参加高考,当下最大的大事莫过于此。因为老人病重的原因导致女儿高考失利,你能接受这个结果吗?

现代危重症医学对几乎所有种类的严重疾病都有一种或多种评估预后的评分系统,能够定量判断患者的预后。依据评分判断为预后不良,在几乎所有的情况下都是准确的,是非常可靠的。这些评分系统在每一例入住 ICU 的患者都必须完善,这是病历的重要组成部分,也是制定治疗方案的重要依据。在发达国家,这样的评分还是放弃积极救治的主要依据。

江湖上传颂的"医学奇案"基本上都是神棍们杜撰出来的传奇故事,目的是坑人骗钱。纵然全世界 195 个主权国家平均每年总共出现 10 个传奇,诸如晚期非小细胞肺癌喝半斤三花酒后第三天就神奇消失,那也是一个极小概率事件。放弃这样的小概率对于合理使用社会医疗资源以造福更广大的人群,当是最科学的做法。

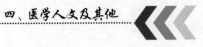

死亡是人类最大恐惧的源头。人,尤其是病入膏肓的老人,没有不怕死的,尤其是在没有宗教因素干预的情况之下。这里有个常理,大多数老人在神志清楚的时候都不愿意看到,由于自己不可逆的疾病状态将儿孙辈拖入无法逾越的贫苦泥潭。在无奈的情况下,放弃没有医学意义的救治不是不行孝,而是早日让老人家在痛苦中得到解脱,实际上是真正的孝道。

(2020 年 7 月 20 日)